Ernst R. Petzold
Walter Pöldinger (Hrsg.)

Beziehungsmedizin auf dem Monte Verità

30 Jahre Psychosomatik in Ascona

Springer-Verlag Wien GmbH

Univ.-Prof. Dr. Ernst R. Petzold
Klinik für Psychosomatik und Psychotherapeutische Medizin,
RWTH Aachen, Pauwelsstraße 30, D-52057 Aachen

Univ.-Prof. Dr. Walter Pöldinger
Josef-Leeb-Gasse 30, A-2344 Maria Enzersdorf

Satz: Composition & Design Services, Minsk 220027, Belarus
Druck: Manz, A-1050 Wien

Gedruckt auf säurefreiem, chlorfrei gebleichtem Papier – TCF
SPIN: 10663999

Umschlagfoto: Monte Verità – Plastik von H. Arp
(seitenverkehrt – verrückt)

ISBN 978-3-211-83200-4   ISBN 978-3-7091-6438-9 (eBook)
DOI 10.1007/978-3-7091-6438-9

„Frech denken und vorsichtig handeln"

Boris Luban-Plozza

Vorwort

Seit dreißig Jahren findet alljährlich eine Tagung zu Themen der Psychosomatik auf dem Monte Verità statt, an der es im Sinne von Michael Balint – an dessen Aufenthalt eine Marmortafel erinnert – vor allem um die Beziehungen zwischen Patienten und Therapeuten geht. Der Schwerpunkt lag bisher neben den Vorträgen namhafter Experten in der Gruppenarbeit in verschiedenen Sprachen. In diesen Gruppen von Studenten, Ärzten und Professoren ging es im Sinne von Balint vor allem um die psychosozialen Probleme der und mit den Kranken. Als eine Besonderheit wurden auf dem Monte Verità fallweise auch Patienten und ihre Angehörigen in die Gruppen miteinbezogen. Diese sogenannten „Monte Verità"-Gruppen wurden in Bild und Ton festgehalten und diese Aufzeichnungen dienen der ärztlichen Fort- und Weiterbildung. Zusammenfassungen mit Auszügen der Dialoge wurden zudem auch in schriftlicher Form publiziert.

Seit 21 Jahren werden auch – ermöglicht durch die Ascona-Stiftung für Psychosomatik und Sozialmedizin – jährlich Preise für Medizinstudenten und seit 11 Jahren für Mitglieder des Pflegepersonals für Arbeiten auf dem Gebiet der Beziehungsmedizin im Sinne von Michael Balint verliehen. Diese psychosomatischen Tagungen unter dem Patronat des Europarates auf dem Monte Verità – einem Berg mit einer reichen kulturellen und gesundheitsorientierten Geschichte – wären undenkbar gewesen ohne die intensiven Bemühungen von Prof. Dr. Boris Luban-Plozza und seiner Frau Wilma (†). Diese Bemühungen in inhaltlicher und koordinatorischer Hinsicht festzuhalten, dient das

vorliegende Buch. Es würdigt das, was in den letzten dreißig Jahren auf dem Monte Verità für die psychosomatische Medizin geschah.

E. Petzold
W. Pöldinger

Inhaltsverzeichnis

Die Geschichte des Monte Verità

Der Monte Verità erhebt sich hinter der Stadt Ascona aus dem Lago Maggiore. Er ist ein ganz besonderer Berg. Einerseits, weil es angeblich eine Besonderheit mit dem Erdmagnetismus an dieser Stelle haben soll, andererseits aber, weil die verschiedensten, und meist ausgefallenen Menschen und Gruppierungen sich dort niederließen und für ihre jeweiligen Anliegen eine Heimstatt suchten. Der Name Monte Verità soll angeblich auf den russischen Dichter Leo Tolstoi zurückgehen. So ist auch der russische Anarchist Michail Bakunin, dessen größte Utopie die herrenlose Gesellschaft war, einer der ersten, der sich in der Nähe des Monte Verità niederließ, nämlich in Locarno. Natürlich bekam er auch Besuch von den anderen Anarchisten, und sie besuchten häufig den Monte Verità, und es ist wahrscheinlich kein Zufall, daß die russischen Anarchisten die ersten waren, die im Umkreis des Monte Verità sich niederließen.

In der Nähe von Ascona befinden sich vorgelagert die Brissago-Inseln, die einen der schönsten botanischen Gärten der Welt beherbergen, der von der deutschstämmigen, aber russischen Baronin Antonietta von Saint-Léger angelegt worden ist.

Als nächstes begegnen uns Theosophen im Umkreis des Monte Verità. Der Locarneser Nationalrat Alfredo Pioda plant zusammen mit Franz Hartmann und der Gräfin Constanze Wachtmeister die Errichtung eines theosophischen Klosters „Fraternitas" auf dem Monte Verità.

Als nächstes wird von 1900–1920 auf dem Monte Verità eine Sonnenkuranstalt und das Sanatorium Monte Verità gegründet. Bei den Gründern handelt es sich um sogenannte Lebensreformer, die einen dritten Weg zwischen Kapitalismus und Kommunismus gehen, und die zuerst eine urkommunistische, später eine individualistische vegetabilische Kooperative gründen, aus der schließlich die Sonnenkuranstalt und das Sanatorium hervorgeht. Die führenden Persönlichkeiten der Lebensreform sind ihre Gründerin, Frau Ida Hoffmann, Pianistin und Frauenbefreierin, Herr Henri Oedenkoven, ein Industriellensohn, sowie die Brüder Karl und Arthur (Gusto) Gräser.

1904 kommt neuerlich ein Anarchist nach Ascona. Der Arzt Raphael Friedeberg, durch den dann viele andere Anarchisten nach Ascona kommen, so der russische Fürst Peter Kropotkin und der Zürcher Armenarzt Fritz Brupbacher, aber auch die frühen Sozialdemokraten Karl Kautsky, August Bebel und Otto Braun. In diesem Zusammenhang kommt auch der deutsche Anarchist Erich Mühsam nach Ascona, und wünscht sich dort eine „Republik der Heimatlosen, der Vertriebenen und des Lumpenproletariats".

1906 bis 1911 kommt der Grazer Psychiater Otto Gross nach Ascona und plant dort eine Hochschule zur Befreiung der Menschheit, die die Rückkehr in das kommunistische Paradies verspricht.

1909 kommt aus Schwabing die Bohémienne und Schriftstellerin Franziska Gräfin zu Reventlow nach Ascona und Locarno. 1913 gründet Rudolf von Laban seine „Schule der Kunst", die der bereits erwähnten individualistischen Kooperative angegliedert ist, und die die Schüler in alle Äußerungen des menschlichen Genius einführen soll. Vor allem steht aber der Ausdruckstanz im Vordergrund, und so ist es kein Wunder, daß sich Mary Wigman, Katja Wulff und Suzanne Perrottet als Schülerinnen um ihn scharen. Auch die berühmte amerikanische Tänzerin Isidora Duncan besucht den Monte Verità.

Während des ersten Weltkrieges von 1914 bis 1918 wird Ascona ein bevorzugter Emigrantenort besonders für Künstler die z.T. zwischen Ascona und anderen Schweizer Städten hin- und herpendeln.

1917 findet ein anationaler Kongreß für Kooperative Gesellschaftsform, neuzeitliche Erziehung, die Stellung der Frau in der Zukunftsgesellschaft, mystische Freimaurerei und soziale Neubildung statt. Einberufen hatte den Kongreß Theodor Reuss, Ordensmeister des Orientalischen Tempelordens, und Kunstritual und Kulttanz stehen im Mittelpunkt der Veranstaltungen. Höhepunkt war das Tanzdrama „Sang der Sonne", uraufgeführt durch Laban und seine Schule.

1918 kommen erstmals verschiedene Künstler auf den Monte Verità und nach Ascona, darunter Marianne von Werefkin, Alexej von Jawlensky sowie die Dadaisten Hugo Ball, Hans Arp und Hans Richter. Ascona wird zum Künstlerdorf.

1919 plant die ehemalige Sekretärin des Schweizer Gewerkschaftsbundes, Frau Margarete Faas-Hardegger, eine Anhängerin der sozialistischen Ideen Landauers, eine Siedlung in Form einer autarken Landkommune in Minusio, die bis 1964 besteht. 1920 wandern dann die eigentlichen Gründer des Monte Verità über Spanien nach Brasilien aus.

1923 wird auf dem Monte Verità der Hotelbetrieb durch ein Bohémetrio Werner Ackermann, Max Bethke und Hugo Wilkens mit dem Geldgeber William Werner aufgenommen. Dieser Betrieb besteht bis 1926.

1924 findet sich neuerlich eine Künstlergruppe mit dem Namen „Der große Bär" in Ascona ein, bestehend aus Walter Helbig, Ernst Frick, Albert Kohler, Gordon McCouch, Otto Niemeyer, Otto van Rees und Marianne von Werefkin. Im gleichen Jahr kommt auch der russische Maler El Lissitzky, der eigentlich Lasar Markowitsch Lissitzky hieß, und ein Mitbegründer der konstruktivistischen Kunst war, ebenfalls nach Ascona.

Von 1924 bis 1938 besteht eine weitere Landkommune, von Ascona nach Martina bei Ronco, gegründet von Fritz Jordi.

Einschneidendes geschieht 1926. Der Monte Verità wird durch den Baron Eduard von der Heydt, Bankier des Kaisers Wilhelm II., und einem großen Sammler zeitgenössischer und außereuropäischer Kunst übernommen. Er

veranlaßt 1927 den Bau des heutigen Hotels Monte Verità
durch Emil Fahrenkamp im Bauhaus-Stil und in Minusio
die Errichtung des Sanctuariums Artis Elisarion als Hülle
für die gemalte dualistische Philosophie von einer Wirr-
welt und einer Klarwelt, die der baltische Edelmann Elisar
von Kupffer gestaltet hat. Dieses Rundgemälde wird schließlich vorm Verfall gerettet, und 1987 wird ein eigenes Museum für dieses Rundgemälde „Klarwelt der Seeligen" auf
dem Monte Verità gebaut. Es wird nach Elisar von Kupffer
Elisarion genannt.
Die Bauhaus-Künstler Albers, Bayer, Breuer, Gropius,
Schawinsky und Schlemmer entdecken Ascona sowohl
als Gegenwelt zum Bauhaus als auch als Ferienort.
1927–1928 wird das Teatro San Materno für die gotisch-
ägyptische Tänzerin Charlotte Bara durch Carl Weide-
meyer gebaut.
1928 kommt Ernst Frick nach Ascona, untersucht die gal-
lisch-keltische Festung Balla Drum und entwickelt daraus
ein „globales" System.
1930 kommen die Schweizer Expressionisten Ignaz Epper,
Fritz Pauli und Robert Schürch nach Ascona und lassen
sich in dessen Umgebung nieder. Heinrich Vogeler hilft am
Experiment Fontana Martina mit und Carl Meffert illu-
striert die Zeitschrift der Kommune, in der er erstmals die
sozialen Verhältnisse im Kanton Tessin kritisierende Grafi-
ken veröffentlicht.
1933 stirbt der deutsche Dichter Stefan George in Minusio
und es kommen die ersten Emigranten aus Deutschland
nach der Machtergreifung durch Adolf Hitler, nämlich
Albert Ehrenstein, Else Laske-Schüler und Erich Maria
Remarque.
1933 organisiert auch Frau Olga Fröbe-Kapteyn die erste
Eranostagung in Ascona-Moscia. Diese Tagungen hatten
schon etwas früher als eher theosophisch orientierte Treffen stattgefunden, als aber 1933 C.G.Jung erstmals zu einer Eranostagung eingeladen wurde, der sich für die
Theosophie überhaupt nicht erwärmen konnte – er fand
immer, es sei zu viel Spekulation in der Luft, ohne empiri-
sche Begründung – gab er diesen Tagungen auch eine

neue Wendung. Dies ist auch der Grund, warum Frau Olga Fröbe-Kapteyn später immer wieder sagte, die Eranostagungen hätten 1933 begonnen. Sie fanden im wunderbaren Garten ihrer Villa in Moscia, einem Dörfchen zwischen Ascona und Porto Ronco in einem großen Vortragssaal für ungefähr 200 Personen statt, den sie errichten hatte lassen. Für derartige Versammlungen im Sommer war die Lage ideal, der Garten lag unmittelbar am Ufer des Lago Maggiore und direkt davor ein Strand zum Baden, was Frau Fröbe-Kapteyn den Teilnehmern der Tagung auch großzügig gestattete. Das erste Hauptthema der Tagung 1933 lautete: „Yoga und Meditation in Ost und West". Neben C.G. Jung konnte Heinrich Zimmer und dazu Erwin Russel, der Direktor des China-Institutes der Universität Frankfurt, als Nachfolger von Richard Wilhelm gewonnen werden.

1937 gründete Jakob Flach das Marionettentheater Asconeser Künstler mit Mischa Epper, Fritz Pauli und Werner J. Müller.

Während des 2. Weltkrieges wurde es still in Ascona, denn die berühmten Wahlasconesen übersiedelten zum großen Teil in die USA: am Ende des Krieges spielte Ascona noch eine Rolle in diesem 2. Weltkrieg, in dem zwischen den Alliierten und dem deutschen Oberkommando der „Friede von Ascona" geschlossen wurde. Im gleichen Jahr stirbt auch der expressionistische Dichter Georg Kaiser auf dem Monte Verità und wird in Morcote begraben.

Ab 1950 wird Ascona zum mondänen Kurort als Folge des deutschen Wirtschaftswunders und wird für viele frühere Besucher zum Alterssitz.

1960 gibt Dimitri, der „Clown von Ascona", seine erste Solovorstellung.

Nach dem Tode Eduard von der Heydts geht der Monte Verità in den Besitz des Kantons Tessin über. 1968 fand eine erste kulturelle und psychotherapeutische Begegnung auf dem Monte Verità statt, aus dem 1972 das internationale Balint-Treffen und das „Modell von Ascona" hervorgehen. Dieses Modell wird von der Weltgesundheitsorganisation, dem Europa-Rat und der Gemeinde von Asco-

na unterstützt, die jährlichen Treffen dienen der Aus-
und Fortbildung auf medizinischem und psychologischem
Gebiet und vereinigen in der Gruppentätigkeit praktizie-
rende Ärzte mit Hochschulprofessoren und Studenten in
der gleichen Gruppe. 1975 wird der Hauptsaal des Hotels
Monte Verità dem Andenken von Michael Balint gewid-
met, dem Psychoanalytiker aus London und regelmäßigen
Besucher des Monte Verità.
1976 wurde auf dem Monte Verità die Stiftung „Psychosomatik und Sozialmedizin Ascona" gegründet, die jährlich
Preise an Medizinstudenten verleiht. Seit 1986 gibt es
auch Preise für das Pflegepersonal für die Beschreibung
erlebter Beziehungen mit Patienten. Beide Preise werden international ausgeschrieben. Auch mit Locarno werden weltweite Veranstaltungen koordiniert.
Am 30. August 1978 fand die Ausstellung „Monte Verità –
Le mammelle della Verità – Die Brüste der Wahrheit" statt,
eine große Retrospektive aller Bestrebungen, in deren
Zentrum Ascona stand. Sie war von langer Hand durch
den besten Kenner der neueren Geschichte Asconas, Ha-
rald Szeemann, vorbereitet worden. Der Schwerpunkt lag
auf dem Gebiet der Kunst, aber das ganze Leben, das sich
um und nach der Jahrhundertwende auf dem Monte Verità
abgespielt hatte, gelangte zur anschaulichen Darstellung.
Szeemann erstellte einen vorbildlich gründlichen Ausstellungskatalog, auf den ich ausdrücklich hinweise. In der
Einleitung zum Katalog beantwortet Szeemann die Frage,
warum er die Ausstellung mit dem sonderbaren und etwas
frivolen Titel „Monte Verità – Die Brüste der Wahrheit"
benannte. Worin bestand die Wahrheit, die auf dem „Berg
der Wahrheit" gesucht wurde? Er ging davon aus, daß die
Wahrheit, die von den Gründern der vegetarischen Kolo-
nie um 1900 postuliert wurde, mit einer vielbrüstigen
Göttin vergleichbar war, an deren Mammellen die extra-
vaganten Erneuerer von Gesellschaft und Kultur hin-
gen, woran sie saugten, so wie einstmals Romulus und
Remus an den Zitzen der römischen Wölfin. Szeemann
selbst nennt vier Brüste: die Herrschaftslosigkeit als Gesell-
schaftsmodell, die Reformbewegung für ein besseres Le-

ben in individueller und kollektiver Hinsicht, die sexuelle Revolution, die Künste in ihren vielfältigen Formen.

1981 findet in der theosophischen Gründervilla Casa Anatta die Ausstellung mit der Geschichte des Monte Verità ihre ständige Bleibe.

1985 findet im Bereich der internationalen Balint-Treffen erstmals eine Tagung statt, an der neben den Ärzten und anderen Therapeuten auch Patienten und ihre Angehörigen teilnehmen. Die erste Gruppe umfaßt Frauen nach Brustkrebsoperationen und ihre Angehörigen. Diese erste und die folgenden Monte Verità-Gruppen werden von Gero von Boehm filmisch festgehalten.

1983 wird nach der Casa Anatta ein zweites Museum mit der Geschichte des Monte Verità errichtet, nämlich die Lufthütte Casa Selma, wie sie ursprünglich 1901 erbaut worden war.

1984 wird von den Professoren Dr. W. Jacob, Heidelberg, B. Luban-Plozza, Ascona, W. Pöldinger, Basel, D. Ritschl, Heidelberg, und Dr. G. Waser, Basel die „International Association for Art, Creativity and Therapy" auf dem Monte Verità gegründet, welche seither regelmäßig Tagungen zu dem Grenzgebiet zwischen Kunst, Psychiatrie und Psychotherapie abhält.

1987 wird das bereits erwähnte dritte Museum auf dem Monte Verità eröffnet, das sogenannte Elisarion, in dem sich das Rundgemälde „Klarwelt der Seligen" von Elisar von Kupffer befindet.

Ab 1988 finden Diskussionen zwischen dem Kanton Tessin und der eidgenössischen technischen Hochschule Zürich über die Möglichkeit, auf dem Monte Verità ein Seminarzentrum zu errichten, statt. Im Juli 1989 beschließt das Tessiner Kantonsparlament einstimmig, die Schulden der Aktiengesellschaft Monte Verità zu übernehmen, und den ganzen Besitz einer Stiftung zu übergeben. Auf dem Monte Verità soll ein Seminarzentrum eingerichtet werden, und in einem Vertrag mit der ETH-Zürich wird festgelegt, daß diese das Seminarzentrum etwa 15 bis 20 Wochen pro Jahr verwenden wird. In der Folge wird 1990 das Hotel renoviert, ein Hörsaal angebaut und das Centro Stefano Franscini

(ETH Zürich) organisiert sechs wissenschaftliche Tagungen, welche allerdings wegen der Bauarbeiten auf dem Monte Verità in die Stadt verlegt werden müssen.
Im März 1992 werden die Bauarbeiten abgeschlossen und das Seminarzentrum offiziell eröffnet.
Seit der Gründung der Universität der Italienischen Schweiz im Jahre 1997 sieht das Seminarzentrum und damit der Monte Verità als Berg der Wahrheit neuen Aufgaben entgegen.

Die Evolution des Ascona-Modells

Ernst Petzold

Das Ascona-Modell (WHO) ist ein Lern-, Lehr- und Ausbildungsmodell für StudentInnen. Das große I markiert die Perspektive, daß beide Geschlechter gleichwertig zu definieren sind. Wenn im folgenden trotzdem die gebräuchliche männliche Sprachform benutzt wird, so dient dies ausschließlich der Vereinfachung der Schreibweise. Das Ascona-Modell ist ein Evolutionsmodell, das gleichzeitig coevolutiv ist. Unter Evolution versteht man eine allmählich fortschreitende Entwicklung – ursprünglich aus der Biologie von stammesgeschichtlich niederen zu höheren Formen, im sozialen Bereich aus einfachen zu komplexeren Strukturen; coevolutiv ist dieser Trend zur allgemeinen Entwicklung, zur Globalisierung.
Charles Darwin (1809–1882) verwendet den Begriff Evolution nur beiläufig und nicht, um seine eigene Theorie zu charakterisieren. Das ist erst dem bedeutenden englischen Philosophen Herbert Spencer (1820–1903) vorbehalten. Aus der Beharrung von Energie und Materie, noch ganz in der Newton'schen Tradition, leitet er zwei sich überall wiederholende Prozesse ab, den der Evolution und den der Dissolution. Evolution ist die Ausbreitung der Bewegung und die Vereinigung des Stoffes, Dissolution ist die Auflösung vorhandener Gestaltungen. Mit der Arbeit „What is Social Evolution?" (1898) verdichtet Spencer das Konzept der „Morphogenese von Komplexität" in den soziokulturellen Bereich in der Annahme, hier in der Evolution das einigende Prinzip aller wissenschaftlichen

Gegenstandsbereiche gefunden zu haben. Die Gemeinsamkeiten mit der Darwin'schen Lehre sind durch die Begriffe Variation, Selektion und Restabilisierung gekennzeichnet. Sie verkörpern Gesetze der Evolutionstheorie und stehen für die Einschätzung, daß die Entwicklung der Welt keinem vom Gott gegebenen Plan folge.

„Will man Strukturänderungen evolutionistisch begreifen" – so schreibt N. Luhmann, der Bielefelder Soziologe und Systemtheoretiker – „muß man freilich die Vorstellung aufgeben, Strukturen seien etwas „Festes" im Unterschied zu etwas „Fließendem". Strukturen sind Bedingungen der Einschränkung des Bereichs anschlußfähiger Operationen" (Luhmann 1997). Dieser Beitrag befaßt sich mit anschlußfähigen Operationen. Anschlußfähige Operationen sind die Bedingungen selbst organisierender Systeme (Autopoiesis). Selbst organisierende Systeme sind keine Abstraktionen, sie sind aber auch nicht unabhängig von der Zeit. Selbstorganisierende Systeme werden im Vollzug des Fortgangs von Operation zu Operation entwickelt oder verworfen" (Luhmann 1997).

Dies könnte die Zusammenfassung der theoretischen Überlegungen zu dem Ascona-Modell sein, über das wir im folgenden berichten wollen.

Das Ascona-Modell ist ein Experiment in einer exquisit geographischen Nische mit einer weltweiten Ausstrahlung. Es ist das Werk des Ehepaares Wilma und Boris Luban-Plozza, *citoyen émérite* dieser Stadt.

Das Ascona-Modell gilt nicht nur für Studenten und Ärzte, für Krankenschwestern und Sozialarbeiter, sondern auch für Seelsorger und Juristen, für Praktiker und Wissenschaftler, für Einzelne und ihre Familien, für Patienten jung und alt. Es ist ein Modell, das zwischen Polaritäten anzusiedeln ist. Als „Zwischen" werden Beziehungen definiert, Beziehungen zwischen Personen und Orten, zwischen Ideen und Realitäten, zwischen innen und außen, zwischen Vergangenheit und Zukunft.

Generalisierend könnte man sagen, die Evolution des Ascona-Modells repräsentiert die Umsetzung einer Ganzheitsmedizin an der Schwelle zu einem neuen Jahrtausend. Das wichtigste Kriterium ist der offene, freie und respektvolle Umgang miteinander, die Toleranz und Humanität. Das Gleichgewicht zwischen individueller Entwicklung und globaler Perspektive, die Erkenntnis, daß wir alle in einem Boot sitzen und alle je eigene Aufgaben haben.

Das Ascona-Modell summiert das Lebenswerk Luban-Plozzas in seinen medizinischen, sozialpsychiatrischen, psychosomatischen und künstlerisch-kreativen Anteilen sowie in seiner sprachlichen Vielfalt und in seiner Weltoffenheit.

Die **Balint-Arbeit** als Kern des Ascona-Modells geht auf die genialen Ideen Michael Balints zurück (1896–1970). Der Sohn eines praktischen Arztes wurde in Budapest in demselben Jahr geboren, als in Wien S. Freud (1856–1939) seine Grundsatzentwürfe konzipierte und vor der k. und k. Gesellschaft der Ärzte zu Wien in dem Gebäude der Akademie der Wissenschaften vortrug (Franklgasse 8).

Der heutige Wienbesucher kann immer noch in der Franklgasse jenes Haus bewundern, in dem die Ärztegesellschaft damals zu tagen pflegte. Dieses jetzt nach Billroth benannte Ärztehaus steht an einer Schnittstelle zwischen universitärer Medizin und der Medizin, die im niedergelassenen Bereich praktiziert werden kann. Es steht genau in der Mitte zwischen dem berühmten Allgemeinen Krankenhaus, das noch auf Wunsch und Anregung von Josef II. gebaut wurde und der Berggasse 19 – jenem Haus, in dem die Freud's von 1891–1938 ihre Wohnung hatten.

Freud schrieb nach seinem o.g. Vortrag in einem Brief an Fließ:

„Es fand bei den Eseln eine eisige Aufnahme und von Krafft-Ebing die seltsame Beurteilung: „Es klingt wie ein wissenschaftliches Märchen.", „und das", rief Freud aus, „nachdem man ihnen die Lösung eines mehrtausendjährigen Problems, ein caput Nili, aufgezeigt hat" (Gay 1989, S. 111).

1896 war das Jahr, in dem Freud sich während seiner Ferien für 3 Tage in Florenz in das Haus Galileo Galilei's einquartierte. 1896 starb sein Vater Jakob. Die Mutter, deren Liebling einmal gewesen zu sein, nach Freuds eigenen Worten, ein Schatz ist, den man nie vergißt, starb 34 Jahre später! (Mannoni 1971)

M. Balint interessierte sich schon während seines Medizinstudiums für Biochemie. Er arbeitete Anfang der 20er Jahre in Berlin am Kaiser-Wilhelm-Institut für Biochemie (jetzt Max-Planck-Institut) unter dem Nobelpreisträger Otto Warburg, später an der I. Medizinischen Klinik der Charite, unter His. Gleichzeitig begann Balint seine Lehranalyse bei Hanns Sachs, die er später, nach Ungarn zurückgekehrt, bei Sandor Ferenczi beendete. Schon 1926 war M. Balint Lehranalytiker. Noch vor Beginn des Zweiten Weltkrieges konnte er mit seiner ersten Frau Alice (wie übrigens ja auch S. Freud) nach England emigrieren. Nach dem völlig unerwarteten Tod von Alice (1939) lernte er Enid kennen, die er 1953 heiratete und die noch lange nach seinem Tode die Verbindung zu den Luban-Plozza's in Ascona aufrechterhielt und regelmäßig an den Treffen dort teilnahm. Aber der Reihe nach: Bald nach dem Kriege gründete Balint die ersten „Training cum Research Seminare" für Sozialarbeiter und wenig später auch für Allgemeinmediziner (Luban-Plozza et al. 1998).

Hinter dem Begriff „Balintarbeit" stehen verschiedene Ideen: Praktische Medizin und Psychoanalyse-, naturwissenschaftlich geschultes Denken und sozialpsychologisches Engagement, Gruppendynamik und eine sehr ärztliche Familiendimension, Ausdruck des impliziten Wissens von der Bedeutung der Beziehung für Krankheit und Gesundheit, für Pathogenese und Salutogenese. Dies wahrlich ganzheitsmedizinische Konzept bildete den Kern der Faszination und Kooperation zwischen Michael Balint und Boris Luban-Plozza.

Was versteht Luban-Plozza unter Balint-Arbeit? Es gibt darüber eine interessante Zusammenfassung aus dem Jahre 1980, die er mit W. Loch, dem vor einigen Jahren verstorbenen Tübinger Psychoanalytiker, verfaßte, der seinerseits die Gruppenarbeit bei M. Balint in den späten 60er Jahren kennengelernt und schon 1969 in Basel vorgestellt hatte (u.a. den Herausgebern dieses Buches). Luban-Plozza und Loch definierten die Arbeit wie folgt: *Balint-Arbeit hat die Analyse der Arzt-Patient-Beziehung zum Ziel. Analysiert wird die emotional-affektive und die situativ-kognitive Situation von Arzt und Patient anhand von Falldarstellungen.*

Neben dem „Arzt, seinem Patienten und der Krankheit" – so das erste epochale Werk Michael Balints aus dem Jahre 1957 – sehen diese Autoren die Beziehung zwischen den Genannten, also die Beziehungsdiagnostik und -therapie im Zentrum der Balint-Arbeit.

Die Evolution der Arbeit hat zwischenzeitlich gezeigt, daß Institutionen, in denen man arbeitet und Theorien, nach denen Diagnosen und Therapien bestimmt werden, weitere wesentliche Elemente der Balint-Arbeit sind. So sprechen wir jetzt von einer klinischen Methode zur Aufdeckung von Sinn- und Bedeutungszusammenhängen in einem herrschaftsfreien Raum. Mit „klinisch" meinen wir eine patientennahe hermeneutische Methode, „herrschaftsfrei" meint Transparenz der Regeln, die der Suche nach diagnostischer Wahrheit und Klarheit zugrundeliegen. M. Balint war einer umfassenden Theorie gegenüber eher skeptisch eingestellt, insbesondere, wenn diese das ärztliche Denken und Handeln mehr fixiert als öffnet. Trotzdem ist seine Nähe zur Psychoanalyse und zur Tiefenpsychologie – nach J. Habermas „Tiefenhermeneutik" – unübersehbar, schien es ihm doch, als ob es kaum einen anderen Bereich gäbe, in dem Theorie und Praxis der Beziehungen präziser erforscht wird. Andere theoretische Vorgaben wie beispielsweise die Lerntheorie, der Konstruktivismus, die Systemtheorie mögen sich einer größeren Objektivität im Sinne einer naturwissenschaftlichen Medizin verpflichtet fühlen, sie verlieren aber gerade wegen dieser Objektivierung sehr leicht den Kontakt zu der von Balint angestrebten Tiefendimension, vor- und unbewußter Inhalte des menschlichen Denkens und Handelns. Das ist keine conditio sine qua non, führt aber unmittelbar in die kontroverse Diskussion zur Einführung des Subjekts in die Medizin (s. von

Weizsäcker 1948). Dieses Jahrhundertproblem hat niemand so beziehungsnah und „primärärztlich" gelöst wie die Balints und B. Luban-Plozza, der dies früh erkannte. Die Balints hatten dank ihrer psychoanalytischen Ausbildung einen anderen Kontakt mit der Tiefendimension des menschlichen Denkens, Fühlens und Handelns als z.B. der Heidelberger Mediziner und Philosoph V. v. Weizsäcker. Sie hatten einen Weg gefunden, den Arzt in der Gruppe der Kollegen mit vergleichbarer Sozialisation über den Patienten sprechen zu lassen, der ihm Sorgen machte oder Pein bereitete oder den er auch gar nicht so recht wahrnahm. Im Schutze dieses streng an dem Patienten orientierten Auftrags gelang es aber auch über die Beziehung zu sprechen und über eigene Anteile der Beziehungsgestaltung – einschließlich der bewußten oder unbewußten Vermeidung des persönlichen Kontakts. In den Gruppen der Balints durften nur jene Ärzte einen Patienten vorstellen, die diesen auch persönlich untersucht hatten, ein Vorrecht gegenüber anderen Professionen, die keine ärztliche Verantwortung tragen, wie beispielsweise Schwestern, Pfleger, Psychologen, Theologen, Juristen (s. auch Clyne 1977, S. 1341).
Das Geniale der Idee Balints war die Angemessenheit seines Vorgehens. Er war auch in den Gruppen immer nur Primus inter pares. Sein spezielles psychoanalytisches Fachwissen, was ihn durchaus hätte herausheben können gegenüber den anderen Ärzten, wurde von diesen durch ihr spezielles allgemeinmedizinisches Wissen ausgeglichen. In Ascona gelang es Boris Luban-Plozza viele renommierte Kolleginnen und Kollegen zu veranlassen, sich auf eine ähnliche Gesprächsebene einzulassen (z.B. Sir John Eccles, E. Fromm, Salvador de Madariago, E. Ringel, P. Watzlawick, aber auch bekannte Politiker, wie den derzeitigen schweizerischen Bundespräsidenten Flavio Cotti, 1997 und Altbundesrat H.P. Tscudy). Auch die beiden deutschen Altbundespräsidenten Richard von Weizsäcker und Walter Scheel waren auf dem Monte Verità; R. von Weizsäcker anläßlich eines Staatsbesuchs, Walter Scheel 1997 als Gesprächsteilnehmer zum Thema „Streß als Herausforde-

rung", wobei er sehr eindrücklich auf die neuen Abhängigkeiten einging.

Auf dem Monte Verità wird klar, daß das Persönlichste das Universellste ist. Die durch die Subjektivität den Ärzten (und nicht nur ihnen) ins Haus stehende Verunsicherung erzeugt heute wie damals, als die Balints und später Luban-Plozza ihre Experimente begannen, leicht Angst und Widerstand. Gäbe es nicht das zutiefst begründete Mißtrauen der Patienten in die moderne Entwicklung unseres Gesundheitssystems, in dem die Medizin nur noch ein Teil unter anderen ist – wie die Ökonomie oder die Ethik –, dann müßten diese Ängste und Widerstände als unüberwindbar gelten. Aber gerade wegen dieses Mißtrauens wird kein Arzt daran vorbeikommen bei scheinbar unauflösbaren Konflikten seine eigene Identität kritisch zu hinterfragen. Zur eigenen Identität gehört allerdings auch der „Schatten" im Jungschen Sinne (Petzold 1983) und der blinde Fleck, das Skotom im anatomischen bzw. metaphorischen Sinne (Petzold 1990). Die Skotomisierung des eigenen Sehfeldes kann nur durch den Perspektivenwechsel mit den Augen anderer aufgehoben werden und nicht wie sonst in der Medizin üblich durch maschinelle bildgebende Verfahren (vgl. auch Luhmann 1997).

Dazu gehört – um Luban-Plozza's Lieblingswort zu zitieren –, die persönliche Entscheidung, „sich lähmender Gewöhnung zu entsagen", auch und gerade, wenn wir uns in die Evolution des menschlichen Fühlens, Denkens und Handelns einschwingen. Die Dimension der Ethik in der Medizin scheint kaum eine Alternative zuzulassen. Tröstlich mag die allgemein menschliche Erfahrung sein, daß das kritische Hinterfragen eine gute Voraussetzung für eine vertrauensvolle Beziehung und Kooperation zwischen dem Arzt und seinem Patienten ist. Gehen wir noch einen Schritt weiter: Menschen haben Angst bei der Vorstellung von dem Chaos, das aufzubrechen droht, wenn ein Ordnungsgefüge auseinanderbricht. Trotzdem hat es den Anschein, als ob wir mehr als je zuvor in der Infragestellung überkommener Wertesysteme die Chance für einen wirklichen Neubeginn haben (Kriz 1997).

Die theoretische Begründung dieses komplexen Zusammenhangs ist nicht einfach und muß sich an neuere Sprachentwicklungen anschließen. Systemisch gesehen kann die Einheit von Chaos und Ordnung durch eine strukturelle Kopplung geschehen. Der Begriff „strukturelle Kopplung" wird hier erstmals von uns für den aus der Psychoanalyse stammenden Begriff „Objektbeziehung" verwandt.

Strukturelle Kopplung beschreibt in der Biologie nach H. Maturana den Bereich möglicher Strukturen, mit denen ein System seine Autopoiesis (Selbstorganisation) durchführen kann. Wir setzen voraus, daß jedes autopoietische System als strukturdeterminiertes System operiert, also die eigenen Operationen durch eigene Strukturen determinieren kann (wir folgen hier Luhmann 1997). Strukturelle Kopplungen erzeugen „Möglichkeitsüberschüsse". Für psychische und soziale Systeme werden die Möglichkeitsüberschüsse durch das Medium Sinn vorgegeben. Sinn definiert Luhmann kurz und bündig als re-entry (Selbstreferenz).

Ganz ähnlich V. v. Weizsäcker: „... auch der Verlauf (einer Krankheit) ist als dauernde Sinnerfüllung oder als ein dauerndes Suchen nach einem Sinn zu betrachten. Einen Sinn, den ich nicht weiß, den ich aber suche" (von Weizsäcker 1959). Die Sinnsuche ist nie abgeschlossen, sondern ständiger Prozeß. Der Zugang zu ihm ist nur durch die Erfahrung zu finden (s. Christ 1998, S. 110–111).

Dazu gehört die Funktion des Gedächtnisses. „Für die Auflösung von Unbestimmtheiten benötigt das System Anhaltspunkte, die es dem eigenen Gedächtnis aber auch den strukturellen Kopplungen entnehmen kann" (Luhmann 1997).

„Ein System kann allein weder durch „Natural Selektion", noch als Ergebnis kognitiver Leistungen angemessen erklärt werden. Es kann nur das „Unbekannt-Sein" der Umwelt durch die internen Möglichkeitsüberschüsse, also durch ein matching von Unbestimmtheit mit Unbestimmt-Sein kompensieren. Strukturelle Kopplungen müssen eine Realitätsbasis haben, sozusagen sich materialisieren, beispielsweise im Bewußtsein" (s. Luhmann 1997). Die folgende Abbildung ist ein erster Ordnungsversuch über die Evolution der verschiedenen Modelle (Systeme), die in Ascona angestoßen und untersucht wurden. Der Ordnungsversuch beschreibt die organisch gewachsene Entwicklung einer Medizin auf ein ganzheitliches Ziel hin und immer noch mit demselben experimentellem Impuls, mit dem M. Balint seinerzeit begonnen hatte (s. Clyne 1977, S. 1338). Experimentell erkundet wurden auch in Ascona die Bedingungen, unter denen die Utopie eines biopsychosozialen Modells in den verschiedensten Ländern dieser Erde umgesetzt werden können. Dafür stehen neben den namhaften Referenten und den diversen Seminaren die studentischen Balint-Preisarbeiten, die alljährlich einer internationalen Jury unter Leitung von Dr. A. Trenkel/Bern eingereicht werden (s. auch Stubbe und Petzold 1996).

Die Utopie des biopsychosozialen Modells lebt auch im Tessin von der Illusion, daß Teamarbeit und Offenheit in einer zukünftigen Medizin den derzeit herrschenden reduktionistischen und sicher auch ökonomisch bedingten Zwängen überlegen ist. Sie hat eine Salutogenetische Dimension (Antonovsky 1988, Schüffel et al. 1998). Ohne diese allerdings wäre die Evolution des Ascona-Modells auch nicht denkbar.

Tabelle 1. Die Entwicklung des Ascona Modells

I.	Ärzte sprechen mit Ärzten über ihre Patienten = Balintarbeit
II.	Wie I. und Studenten 1. Modifikation: Junior-Balint-Gruppen 2. Modifikation: Anamnesegruppen
III.	Wie I und II und Krankenschwestern und -pfleger Modifikation. Teamsupervision
IV.	Wie bei I, II und III und Patienten und ihre Angehörigen 1. Modifikation: Arzt-Patienten-Seminare 2. Modifikation: Monte Verità-Gruppen

Monte Verità-Gruppen sind nach diesem Schema das jüngste Kind, das auf dem Monte Verità, dem „Berg der Wahrheit", bei Ascona entstanden ist (1985). Als Väter zeichnen W. Pöldinger und B. Luban-Plozza verantwortlich. Als „Mutter" würde der Autor dieses Beitrages die Balint-Arbeit ansehen. Zu den ersten „Geschwistern und Kindern" zu rechnen sind: Der Theologe, Medizinethiker und Psychotherapeut D. Ritschl und der Nestor der Allgemeinmedizin Hj. Mattern. Die verstorbenen Psychiater und Psychoanalytiker H. Solms und H. Remmler, der frühere Vorsitzende der Deutschen Balint-Gesellschaft H. Dickhaut und der Kölner Psychosomatiker und Psychoanalytiker K. Köhle und der Nürnberger Onkologe Prof. J. Gallmeier, die Direktoren der großen pharmazeutischen Firmen Böhringer Mannheim und Duphar Hannover, Dr. G. Weiß und Dr. W. Wagner und K. Cimander, Frau Dr. M. Stubbe, Vizepräsidentin der Internationalen Balint-Gesellschaft, und Frau Dr. I. Wolfrum von dem Vorstand der Deutschen Balint-Gesellschaft, Frau Rackwitz, Herr und Frau Klein, I. Scheuber, die Studentinnen und BalintpreisträgerInnen M. Fehr und K. Bogards – eine Liste, die ich nur unvollständig aufzählen kann. Ohne die behutsame Filmregie Gero von Böhms wäre dieses Experiment dennoch nicht gelungen. G. v. Böhm hat durch seine Filme sichtbar gemacht, was bis zu diesem Zeitpunkt nur als potentiell vermittelbar erschien, nämlich den positiven Effekt im Riskieren von Beziehungen (Pöldinger 1986).
Auf einige Aspekte der Monte Verità-Gruppen wird weiter unten eingegangen. Über die Aufgabe des Gruppenleiters zitieren Luban-Plozza und Loch Michael Balint selbst:
„Wenn der Leiter jedem erlaubt, sich selbst zu sein und auf seine Weise und dem selbstgewählten Zeitraum zu sprechen, wenn er den richtigen Zeitpunkt abwarten kann, d.h. wenn er nur dann spricht, wenn wirklich etwas von ihm erwartet wird; und wenn er seine Hinweise in dieser Form gibt, die anstatt den richtigen Weg vorzuschreiben, den Ärzten die Möglichkeit eröffnet, selbst einen richtigen Weg zur Behandlung der Probleme des Patienten zu entdecken, dann kann der Leiter in der Situation veranschaulichen,

was er lehren möchte" (Luban-Plozza und Loch 1980).
Dieses Zitat könnte als Zusammenfassung für das stehen,
was Luban-Plozza selbst als Essential bei Balint lernte. Es
traf ihn wie ein Blitz und wurde auch wesentlich für die
Idee der Monte Verità-Gruppe. In einem bisher unveröf-
fentlichten Entwurf seiner Vita schreibt Luban-Plozza:
*„In Grono kam bald der „flash" zu Michael Balint (sic!). Als
ich meine Schwäche spürte und nicht so richtig vorwärts
kam, las ich sein Buch: „Der Arzt, der Patient und die
Krankheit" und das war für mich ein Erlebnis. Sofort fuhr
ich nach London, um ihn zu treffen. Er war ungemein leben-
dig, nie dogmatisch und dabei peinlich genau. Ich fühlte
mich von ihm sehr angesprochen und sein Ideengut be-
eindruckte mich: Untersuchen, was Patienten von ihren
Ärzten haben müssen und wollen und was ihre Ärzte ihnen geben sollen und wollen. Das spürte ich förmlich, sowohl in der Praxis – im besonderen und bei den so strengen
und anregenden Hausbesuchen – wie auch bei der Arbeit
in der Klinik „San Rocco".
Ich wagte es, Michael Balint in unser Dorf Grono/Grau-
bünden einzuladen. Zu meiner Überraschung nahm er die
Einladung spontan an. 1961 kam er als Referent nach
Grono. Einige Male befuhr ich mit ihm das steinige Tal, in
dem ich arbeitete – bei sehr schlechten Straßen- und Wit-
terungsverhältnissen – und besuchte mit ihm Patienten.
Er erkundigte sich später immer wieder nach ihnen. Er riet
mir: „Lese viel, lese besonders das Buch vom ES von Georg Groddeck k. Als ich ihm offen meine Schwierigkeiten
und Unzulänglichkeiten aufzeigte, ergänzte er: „Du mußt
nicht alles wissen. Du darfst denken!"
Das Sprechzimmer wurde für mich zum Forschungslabor.
Bald lernte ich frech zu denken – schwieriger war es, behut-
sam zu handeln. Das freche Denken gab mir Mut, „eigene"
Diagnosen zu formulieren und mit den Mitarbeitern zu diskutieren: „Mama-mia-Syndrom", Syndrom des „trockenen
Ehemanns", „Pirandello-Syndrom", „Garagen-Syndrom".
Letzteres bezeichnet Ehemänner, die ihre Partnerinnen
zur „Reparatur" in die Klinik brachten und sofort ver-
schwanden.*

Die Erfahrungen der Familienkonfrontation seit Mitte der 70er Jahre gaben den Ansporn zum Wagnis der Monte Verità-Gruppe. Die wöchentlichen Gruppendiskussionen mit den Patienten in der Klinik „Santa Croce" wiesen den Weg. Dies wurde nach dem Tod von Michael durch Enid Balint weiter unterstützt. Bei diesen Gesprächsrunden werden Problemsituationen von Patienten und Gesunden gemeinsam mit dem Therapeuten besprochen. Auch ein Dabeisein ohne aktiv mitzureden kann für das Verständnis der Situation nützlich sein".

Dies ist die Erinnerung von Luban-Plozza zur Entstehung der Monte Verità-Gruppe. W. Pöldinger schrieb zur Vorbereitung des Video-Films „Gesichter der Depression":

„Je länger ich Balint-Gruppen leitete, um so öfter ist mir schon der Gedanke gekommen, daß es doch interessant wäre, auch die Patienten selbst zu hören, über die in Balint-Gruppen gesprochen wird. Gemeinsam mit meinem Freund Luban-Plozza diskutierte ich dieses Thema. Dabei entwikkelte sich die Idee, solches in Modellgruppen zu versuchen. Dabei aber wäre es wesentlich, Patienten mit gewissen Gemeinsamkeiten, z.B. der gleichen Diagnose, mit Ärzten zusammenzubringen. Daß Patienten eher nicht mit ihren eigenen Ärzten offen über die Arzt-Patient-Beziehung sprechen können, nahmen wir an. So ergab sich im Jahre 1985 die Gelegenheit mit einer Selbsthilfegruppe von brustamputierten Frauen Kontakt zu bekommen" (Pöldinger 1986).

Der Video-Film „Gesichter der Depression" wurde ein Jahr später gedreht. Ein Lehrfilm zur Beziehungsdiagnostik und -therapie. Die Sitzungen – 2 × 3 Stunden – fanden im Balintsaal auf dem Monte Verità statt. Die Voraussetzungen für dieses Modell können wie folgt summiert werden:

1. Eine überschaubare Anzahl von Teilnehmern
    – Patienten und Ärzte
2. Eine moderate Gruppenleitung
    – freundlich, fair und fest
3. Einfühlungsvermögen in die Sprache und in das, was vor der Sprache liegt
    – Körpersprache und Affekt, Metapher und Symbol

4. Respektieren der Freiheit und Individualität
    – d.h. Autonomie des Einzelnen
    – Mut, Grenzen zu setzen
    – Abhängigkeiten anerkennen

Dieses Modell braucht einen Rückverhalt, wie das der Heidelberger Psychosomatiker Paul Christian (1910–1996) genannt hat. Der Rückverhalt als Voraussetzung für jeden echten Dialog, bei dem die Beteiligten eben nicht autonom sind. Um die Selbstverborgenheit, die grundlegend für einen derartigen Dialog ist, zu decodieren, bedarf es des anderen (Christian und Haas 1949). Mit den Worten Balints:

„Nicht nur das Hören mit dem dritten Ohr, sondern auch das Zuhören durch „alle Poren der Haut" ist notwendig".
Sein Rat:
„Setzen Sie sich nahe zum Patienten und hören Sie ihm zu und geben Sie ihm nicht mehr als einen Gedanken pro Sitzung!"
Balint besaß die Gabe:
„Mit dem Partner gemeinsam die Problemlösung zu suchen und ihn dabei nicht zu entmutigen, wie das viele Lehrer tun, sondern im Gegenteil, zu ermutigen und anzuregen. Mit Balint konnte man „alles besprechen, was nicht für jeden Analytiker zutrifft"
– so jedenfalls sagte es Alexander Mitscherlich, den Luban-Plozza damals zusammen mit Michael Balint besuchte. Mitscherlich war bei der Vorbereitung seines Buches „Die vaterlose Gesellschaft" (Luban-Plozza 1997).
Vielleicht ist hier, wo es um die Quellen der Evolution des Ascona-Modells geht (eines anderen caput Nili), der Zeitpunkt sich des Vaters von Luban-Plozza zu erinnern. Luban-Plozza schrieb:
„Mein Vater kam 1918 als frischgebackener Arzt ins Misox, um hier während der Grippeepidemie auszuhelfen. Er blieb im Tal und betreute bis zu seinem Tode 1954 in aufopfernder Arbeit und mit großer Nächstenliebe die Kranken. Der „Dottore" war für die Talbevölkerung nicht nur Arzt, sondern eine moralische Autorität und ein Helfer in allen

Lebensnöten. Es kam auch vor, daß er auf dem Tisch einer Engadiner Wirtschaft sogar den russischen Kasatschock tanzte. Er hat uns damit gezeigt, daß Intellekt und Sensibilität eng verbunden sind: „ratio et emotio".

In dem Buch „Grüß Gott, Herr Doktor" schildert Rinaldo Spadino den Alltag und die letzten Tage von Luban-Plozza's Vater. Er beschreibt in anschaulicher Weise, wie der „Dottore" von Kranken zu Kranken eilt, tröstet, aufmuntert und berät. Zwischendurch schlichtet er einen Streit mit verfeindeten Vettern. Scheinbar Unversöhnliches wird versöhnt.

Und dann die letzten Stunden des Arztes, der heroisch eine unheilbare Krankheit durchstanden hat und nun am Ende spürte, wie das Licht mit einer Heiterkeit, die andauern würde, in ihn hineinströmte. „Mein Vater hat die Aufgabe, welche die persönliche Fürsorge der Ärzte für die Kranken darstellt, beispielhaft vorgelebt".

Für die zweite Quelle – die Wissenschaft – mag eine Begegnung mit Karl Jaspers stehen. Luban-Plozza besuchte ihn in jungen Jahren in Basel. Er schreibt: *„Seine herzliche Frau war streng darum besorgt, daß ich nur eine Stunde bei ihm blieb. Mit der Widmung „einem Freund der Psychoanalyse" (er war bekanntlich ein engagierter Gegner) schenkte er mir eines seiner Werke und sagte dabei: „Die Wissenschaft wird weitergegeben durch die Lehre, ausdrücklich, im breitesten Umfang. Die ärztliche Humanitas dagegen wird überliefert durch die ärztliche Persönlichkeit, unmerklich in jedem Augenblick durch die Weise des Handelns, des Sprechens, durch den Geist einer Klinik, durch diesen Stil und die unausgesprochene gegenwärtige Atmosphäre des ärztlich Gehörigen".*

Die weitere Evolution des Ascona-Modells

Die Anfang der 70er Jahre einsetzende und sich über viele Hochschulen ausbreitende Bewegung der Studenten-Balint-Gruppen (Luban-Plozza et al. 1978 und Kröger und Luban-Plozza 1982, Schüffel 1987) – Luban-Plozza nannte sie *„Junior-Balint-Gruppen"* – ist einerseits dem hohen Engagement Boris Luban-Plozza's zu verdanken, andererseits scheint sie Ausdruck für ein elementares Bedürfnis angehender Ärztinnen und Ärzte, anderen Menschen durch Verstehen-wollen und Teilnahme zu helfen. In der Zeit des gesellschaftlichen Wandels und der Werteüberprüfung der 60er und 70er Jahre bot Luban-Plozza für die Medizinstudenten in den Balint-Gruppen einen Rahmen, in dem sich studentischer Überdruß und Kritik an einem bio-medizinischen Ausbildungscurriculum in konkret-kreative Bahnen für die Ergänzung durch ein biopsychosoziales Modell lenken ließ – einer Zeit diesseits der sogenannten ökonomischen Sachzwänge der ausgehenden 90er Jahre.

Für die teilnehmenden Studenten stellte sie eine Alternative zu Entweder-/Oder-Fragen in der Medizin dar. Intuitiv erfaßte Luban-Plozza, daß in der Balint-Arbeit mit den Medizinstudenten, die diese Arbeit mit offenen Ohren, Augen und Herzen verfolgten, Weichenstellungen in der beruflichen Sozialisation mindestens ebenso möglich und notwendig waren, wie bei denen im beruflichen und persönlichen Bereich stärker festgelegten, für andersartige und neue Beziehungserfahrungen häufig weniger empfänglichen ärztlichen Kollegen. B. Luban-Plozza ging mit seiner innovativen Kraft über die Zurückhaltung Michael Balints hinaus, der ihm nach einer Teilnahme an einer Studentengruppe in Mailand 1969 geschrieben hatte: *„Congratulation on your success with the Milanese students. My only advise is don't be too ambitious and don't push them too hard. It is better to let them develop at their own pace"*.

Die Skepsis Michael Balints beruhte darauf, daß die Studenten keine Patientenerfahrung hätten. Demgegenüber konnte Luban-Plozza zeigen, wie wichtig es ist, Medizinstudenten in ihren ersten Begegnungen mit Patienten beizustehen. Der Erfolg gab ihm recht. Heute bestehen an vielen medizinischen Fakultäten Studenten-Balint-Gruppen oder Anamnese Gruppen (Petzold A et al. 1998). Diese Gruppen werden in der Regel von den Studenten selbst organisiert. Sie brauchen eine besondere Unterstützung ihrer jeweiligen Universitäten.

Das Aachener Balint-Kooperationsmodell

Ich möchte Sie nun einladen zu einem großen Sprung von dem Ascona der 70er und 80er Jahre in das Aachen der 90er Jahre, zu dem Versuch, hier das Schrittmaß zu finden für die nächste Dekade. Schon bevor wir die Klinik für Psychosomatik und Psychotherapeutische Medizin eröffneten, schrieben wir: Es sollte eine Liste der offenen Fragen erstellt werden, die sich aus der Zusammenarbeit der Klinik und Praxis ergeben. Diese Liste sollte in einer „Balintforschungsgruppe" abgearbeitet werden (Petzold 1991).
Wir wußten damals nicht, wieviele Balintforschungsgruppen allein in unserem eigenen Bereich ihre Arbeit würden aufnehmen. Eine Übersicht von Friederike Ludwig-Becker (9/1997) zählt 11 Gruppen allein im Universitätsklinikum in Aachen. Hier wollen wir nur pas pro toto

1. auf die Arbeit mit Studenten, PJ'lern und AiP'lern eingehen sowie
2. auf die Balintarbeit mit Krankenschwestern und -pflegern in einem zweiten Artikel verweisen.

„War das nun wirklich Balintarbeit", fragte eine AiP'lerin am Ende einer Einführungsgruppe, nachdem wir 90 Minuten miteinander gearbeitet hatten. Der Autor dieses Beitrages hatte am Anfang angeregt: *„Nehmen Sie bitte innerlich Kontakt mit einem Patienten auf oder mit einer Patientin, dem/der Sie irgendwo bei Ihrer Ausbildung begegnet sind, sei es im Tag- oder Nachtdienst, sei es in einer Ausbildungssituation. Ein Patient, der Sie irgendwie beschäftigt hat – irgendwie nicht ganz losgelassen hat – ein Patient, über den Sie hier mit uns sprechen möchten. Wenn Sie den Kontakt aufnehmen, achten Sie bitte auf die Frage, die sie/er Ihnen stellt. Und auf Ihre eigene Frage. Geben Sie mir ein Zeichen, wenn Sie diesen Kontakt hergestellt haben".*

Nach einer kurzen Weile des Schweigens, in der jeder in sich hineinhörte, kamen die ersten Antworten. Jeder berichtete, was er vor seinem inneren Auge oder Ohr gesehen oder gehört hatte. Eine Studentin begann eher noch tastend und allgemein:

„Daß der Patient auftauchte, war mir nicht sympathisch. Ich möchte gerne wissen, wie ich mit meiner Antipathie umzugehen habe".

Sie suchte eine Alternative. Als alle anderen ihre Einfälle vorgetragen hatten, bekam sie den Raum, den sie brauchte. Ihre Frage wurde wesentlich ernster: Eine alte Frau, der sie einen Venenkathether legen sollte, wehrte diesen Eingriff ab. Die Frau wurde von einer Schwester festgehalten. Sie wehrte sich heftig. Wenige Minuten danach war sie tot.

„Warum mußten wir sie noch quälen? Sie wußte doch, daß sie sterben mußte!"

Die Gruppe arbeitete in der klassischen Balint'schen Weise an diesem Problem: Fragen wurden gestellt, Phantasien geäußert, Hypothesen benannt – auch die Beziehung betreffend.

Am Schluß hieß es dann: Die Patientin mag es gewußt haben, daß sie sterben mußte, die Studentin aber wußte es nicht, mußte vielleicht auf diese Art und Weise lernen, wann es Zeit ist, aufzuhören. Sie mußte lernen, was abläuft, wenn ein Mensch stirbt. Wäre sie eine erfahrene Ärztin gewesen, dann hätte sie dieses Wissen verfügbar gehabt. Aus einem Buch oder einer Vorlesung lernt man das nicht. Mit Schuldfragen lassen wir die Studenten allein.

Der Evolution benachbart ist die Evaluation eines Modells. Eine Evaluation geschieht unter verschiedenen Gesichtspunkten, abhängig von dem Ziel einer Evaluation. Geht man an die ursprüngliche Bedeutung des Wortes, kommt man zur Bewertung. Zu bewerten sind Strukturen und Funktionen, Prozesse und Ergebnisse, um nur einige Ingredienzen der Qualität zu benennen. Interesse, Neugierde, Spaß und Freude gehören dazu, auch wenn sie weniger oft benannt werden. Die Evaluation geschieht in der medizinischen Aus-, Fort- und Weiterbildung, in ärztlichen Qualitätszirkeln (s. Schüffel 1998). Wie beispielsweise in Hessen oder in der Evidence-Based-Medicine (s. 6/97). Beides sind gute Ergänzungen der Balint-Gruppenarbeit, auch bei der Umsetzung in der Psychosomatischen Grundversorgung. Immer zu bewerten ist die Qualität des ärztlichen Denkens, Fühlens und Handelns in Abstimmung mit „seinem" Patienten.

Die Gespräche über die videografierten Sitzungen der Monte Verità-Gruppen mit den Aachener Studenten mag zeigen, wie komplex die Bewertungsaufgabe ist und wie notwendig es ist, wieder zu allgemein verbindlichen Kriterien und Lernzielvorgaben zu kommen oder zu einer „Lernzieltaxinomie" mit klaren Unterscheidungen der „Leitziele" und der diesen untergeordneten „Richtzielen" [s. Materialien zum Reformstudiengang an der FU Berlin Version 12/93 oder auch Heinrichs G, Obliers R, Köhle K (1997) Welche Fähigkeiten fördert Problemorientiertes Lernen? Evaluation eines Erstsemester Tutoriums. Med Psychologie, Köln].

Im folgenden werden kurze Zusammenfassungen der Schlaglichter der ersten 4 Monte Verità-Gruppen-Gespräche in Aachen wieder gegeben, um zu zeigen, wie die Studenten selbst sich in den Stoff hineinzudenken versuchen:

1. Miteinander reden (1985)
2. Gesichter der Depression (1986)
3. Gesichter der Angst (1987)
4. Abhängigkeit und Befreiung (1988)

1. „Miteinander reden" (Video 1985): Brustamputierte Frauen sprechen mit Experten (Ärzten, Krankenschwestern, Psychotherapeuten) und entpuppen sich als die eigentlichen Experten im Umgang mit ihren Krankheiten bzw. auch im Umgang mit der Tatsache, daß ihre Brust amputiert wurde. Nicht den Experten, den Frauen gelingt es, ihre persönliche Betroffenheit zu einer allgemeinen zu machen. Ohne ihre Offenheit wären die weiteren Monte Verità-Gruppen nicht möglich gewesen und die späteren Videos nicht entstanden. Ihre „Bundesgenossen" sind die nächsten Angehörigen und die Schwestern. Sie haben wichtige Anteile an diesen ersten Gesprächen. Sie stehen pars pro toto für die Umwelt des kranken Menschen.

2. *„Gesichter der Depression" (Video 1986):* Wieder trafen Patienten und ihre Angehörigen, Krankenschwestern, Studenten, Ärzte und Psychotherapeuten im Balintsaal in Ascona zusammen. Jetzt wurden die besonderen Probleme der Arzt-Patient-Beziehung beleuchtet, die durch die Krankheit Depression definiert wird und die Auswirkungen ärztlicher Entscheidung in das soziale Umfeld. Nicht allein die Symptomatik, der Verlauf und die Therapie depressiver Erkrankungen, sondern das Wissen über die Arzt-Patient-Beziehung und über die Patient-Arzt-Beziehung steht im Mittelpunkt. Das ist gerade bei den Krankheitsbildern der Depression zentral. So sagte z.B. Hj. Mattern (s.o.) zu seiner wiederholt an einer endogenen Depression erkrankten Patientin, die sich außerhalb der Erkrankungsphase gar nicht an das Ausmaß ihres Leidens erinnern konnte, er würde es für sie tun. Der Arzt behält für den Kranken die Erinnerung an das Leiden und an die potentielle Wiederholbarkeit „Einer trage des anderen Last".

W. Wagner und K.F. Cimander berichten in dem Buch „Brücken von der Allgemeinmedizin zur Psychosomatik" (Wagner und Cimander 1988) über ihre Perspektive von diesen Gesprächen: Sie sehen den o.g. herrschaftsfreien Raum von Mensch zu Mensch. Sie sagen in Anlehnung an E. Fromm, das Undenkbare würde gedacht und das Unaussprechliche gesagt. Das beinhaltet auch den partiellen Rollenwechsel, um nicht zu sagen Rollentausch von Arzt und Patient – ein unglaubliches didaktisches Hilfsmittel, jedem in der Balint-Gruppenarbeit Erfahrenen aufs innigste vertraut.

Aachener Studenten lasen 1992 die Transkription dieses Films aus dem genannten Buch, Sätze mit verteilten Rollen. Dabei beobachteten sie sich selbst als Sprechende und als Hörende. Nach jeder gelesenen Seite hielten sie inne und sprachen über ihre Beobachtung, um so dicht wie möglich an die unmittelbaren Erfahrungen heranzukommen. Überraschend schnell fanden sie sich in die neuen Rollen hinein. Sie erlebten Schwere und Müdigkeit, sie verspürten Aggression, und zwar am stärksten gegen die Autorität der Experten. Das entsprach der eigenen Aggression des Autors dieses Beitrages während der Monte Verità-Gruppe selbst; daraus resultierte der Versuch, *die Depression als Unfähigkeit, Nein sagen zu können* zu definieren. Eine junge Kollegin sprach von ihrer Zerrissenheit. Sie erkannte ihre eigene Patientin wieder, die sie im ersten PJ-Monat erlebte. Bei einem jungen Kollegen sprang der Funke über bei einem jungen Mann, dessen Mutter depressiv war. Er beschwerte sich, daß ihm als Familienangehörigem von dem Arzt keine zureichenden Informationen über das Krankheitsbild zukamen.

Eigene Wahrnehmungen und eigene Reaktionen können wie beim Traum als „Rohmaterial" behandelt werden. Dieser Schritt, der sehr häufig vorbewußt geschieht, ohne daß man sich darüber Rechenschaft ablegt, kann methodisch eingesetzt werden zur Klärung von Inhalts- und Beziehungsaspekten sowie ihrer gegenseitigen Beeinflussung.

3. „Gesichter der Angst" (Video): Schwerpunkt hier ist das „Spiegelphänomen", das auch für die Balint-Gruppenarbeit typisch ist (s. Petzold, Kröger et al. 1998): Die Gruppe spiegelt das wider, was in der Arzt-Patient-Beziehung an Emotionen und Affekten auftaucht. H. Thomae und H. Kächele sprechen in ihrem Lehrbuch der Psychoanalyse kritisch von einer Resonanzbodentheorie (einer Theorie der projektiven Identifikation), bei der die Gefahr des Autoritätsglaubens gegenüber wissenschaftlichem Denken überwiegt (Thomae und Kaechele 1985).

Zu dem Film „Gesichter der Angst":

Jemand spricht von der Angst vor der Zukunft, von der Angst allein zu sein, von der Angst vor Trennung. Ein anderer: Angst macht Schmerzen, Schmerzen machen Angst. Sie schleichen sich in den Körper hinein. Als Trennungsängste werden plötzlich Rückenschmerzen erkannt. Versteinerungen z.B. zwischen Mann und Frau, Mauern der Gefühlslosigkeit. In der Therapie ändert sich plötzlich die

Funktion der Schmerzen. Sie durchdringen diese Mauern und werden fast so etwas wie Brücken zwischen Innen und Außen.

Es ist schwer über sich selbst zu sprechen. Wir haben Angst.

Sofort kommt die Antwort einer jungen Frau: Angst ist wie ein Licht, das man ein- und ausschalten kann. Wenn man sich umdreht, geht die Angst weg.

Ein Patient beklagt das Mißtrauen. Seine Angstschilderungen sind anders als die der anderen. Für ihn war es schlimm. Er hatte Schmerzen. Und erneut kommt das Echo: Es ging also wieder über körperliche Symptome.

Körperliche Symptome sind die Eintrittskarte in die Remissionsgesellschaft (Frank 1995). Für den Eintritt braucht man einen Verbündeten.

Helmut Remmler erzählt die Geschichte von einem Königssohn, der einen Löwen als Begleiter fand. Es gehe darum, die Angst in das Leben zu integrieren, wie der Königssohn den Löwen in sein Leben integriert hat, der ihm ursprünglich große Angst gemacht hatte. Die Integration lehrte ihn, sich seine ganze Stärke zunutze zu machen (Remmler 1990).

Die Studenten fassen zusammen: Die vielen Gesichter der Angst erzeugen Kälte, Lähmung und Schmerzen. Es kommt von hinten und verschwindet, wenn man in Distanz geht. Der Gegenpol heißt Mut. Es gibt ein Nähe-Distanz-Gefälle. Distanz entsteht beim Fernsehen, wenn man dort Angstszenen sieht. Das geht einen nicht so an. Die Nähe, die bei den Videofilmen in der Gruppe unmittelbar hergestellt wird, die geht einen selbst an. Sie erzeugt neben der Angst Aggression und Abgrenzung: Das will ich nicht. Die Studenten konkretisieren ihre psychotherapeutischen Erkenntnisse: Wenn die Angst einen Namen bekommt, ist ihre Integration schon halb gelungen. Jetzt definieren sie die Monte Verità-Gruppe wie folgt:

Einmalige Begegnungen von Arzt, Patient und Angehörigen, von Schwestern und Pflegern, von Studenten und Studentinnen.

Die Faszination dieser offenen Gespräche ergibt sich aus der Präsenz, aus dem „Dabeisein". Öffnung kann befreien, dafür steht die Arbeit vor, während und nach den Monte Verità-Gruppe.
Wer hat etwas von diesen Begegnungen?
In der Ausbildung diejenigen, die eine Ergänzung zu der krankheitsspezifischen Orientierung suchen, also diejenigen, die sich in einer patienten- oder auch problemorientierten Medizin sicher machen wollen. Monte Verità-Gruppen könnten das bisherige medizinische Ausbildungsangebot durch die Einbeziehung der Patienten in den gemeinsamen Dialog mit Ärzten und Studenten durchaus ergänzen.
Was ist der Unterschied zur Balintarbeit?
Die Ärzte in den Monte Verità-Gruppen stellen Fragen an die Patienten (und umgekehrt), aber sie stellen sich nicht selbst in Frage. Das steht im Gegensatz zu Balintgruppen, wo die Ärzte über ihre Patienten sprechen. In Monte Verità-Gruppen sprechen Patienten, Krankenschwestern, Studentinnen und Studenten sowie Ärztinnen und Ärzte über Krankheiten und über den Umgang mit Krankheiten. Auch der Umgang miteinander kann Thema werden. Das aber scheint mit Abstand am schwierigsten zu sein und erfordert gelegentlich eine Öffnung in Selbsterfahrungsgruppen oder in speziellen Trainingsgruppen. Diese dürfen auf keinen Fall mit Balintgruppen oder mit Monte Verità-Gruppen verwechselt werden. In Monte Verità-Gruppen ist die Krankheit das Thema. Emotionen und Affekte bekommen nur dann Vorrang, wenn der Prozeß blockiert wird. Offenheit und gleichzeitige Behutsamkeit will gelernt sein.
Für den Videofilm Nr. 4 *„Abhängigkeit und Befreiung"* (1988) wurde ein konkretes, umgrenztes Frageprogramm erstellt:

1. Wie ist die Vorgeschichte der Betroffenen und ihre Erfahrung in der Therapie?
2. Welche Erwartungen haben Betroffene an ihre Therapeuten?

3. Welche Chancen und welche Risiken birgt die
   Familie?
4. Welche Anregungen geben Betroffene ihrem Arzt?

Das waren die Fragen bei der Planung der Monte Verità-
Gruppe 1988.
Die ergänzenden Fragen der Studenten bei der Bearbei-
tung des Films im Dezember 1992:
Ist die Verwirrung eine notwendige Voraussetzung für
diese Arbeit?
Muß man einen Rahmen sprengen, wenn man zu neuen
Ufern gelangen will?
In dem Film berichtet ein Alkoholkranker, warum er alko-
holkrank wurde. Er habe festgestellt, daß er die Elternlie-
be mit Alkohol ersetzen könnte. Er sei Leistungssportler
gewesen und habe gemerkt, daß er mit Wein vor dem Box-
kampf die letzten Reserven mobilisieren könnte. Je mehr
er trank, um so mehr kam er in Stimmung. Das war dann
auch später bei Büttenreden gut, die ja im Rheinland
üblich sind. Er trank, um sich in Stimmung zu bringen.
Schritt für Schritt schildert er seinen Weg zu einem „nas-
sen Trinker". 30 Flaschen Bier und eine Flasche Schnaps,
das sei die Ration gewesen, bevor er eine alkoholisch bedingte Epilepsie bekam. Ohne eine Flasche Bier pro Stunde konnte er nicht mehr leben.
Der zweite Patient hatte als 12jähriger seinen ersten
Rausch. Seiner Braut sagte er später: Wenn wir heiraten,
höre ich sofort auf. Tatsächlich aber ging es dann erst
richtig los. Die Frau sitzt bei diesem Gespräch neben ihrem Mann und der Tochter. Sie kommen bald zu Wort. Sie
machen deutlich, wo die Chancen lagen, nicht nur die
Risiken. Als die Frau eines Tages nicht mehr weiter wußte,
suchte sie wie in Trance im Telefonbuch irgendeine Num-
mer und fand die der Anonymen Alkoholiker. Es gelang
ihr, ihren Mann dorthin zu bringen.
Bei dem nächsten Patienten lag die Chance der Heilung
in der Angst vor der totalen Entmündigung in einer psychiatrischen Klinik. Dies leitete bei ihm die Wende ein,
den Schritt zu den neuen Ufern.

Die Experten in dieser Aufzeichnung äußern sich nur
spärlich. Sätze wie: Sie haben erzählt, daß Sie selbst ins
Spital wollten – was hat Ihr Arzt gesagt?
Paul Watzlawik, auch er ein Experte, nahm erstmalig an
einem derartigen Gespräch teil: Es erinnere ihn an die
wirklich tragische Situation in der Partnerschaft bei einer
derartigen Beziehungskonstellation. Ist der Partner in
seinem Willen zu helfen erfolglos, geht das Trinken weiter. Ist er aber erfolgreich, verliert die Beziehung ihren
Sinn und zerbricht an demselben Problem (s. Weiß und
Pöldinger 1988).
In dem Gespräch mit den Studenten wird die Frage zentral: Was passiert mit mir selbst beim Ansehen dieser
Monte Verità-Filme? Die Betroffenheit angesichts der
Selbstäußerungen der Betroffenen ist groß. Erst langsam kommen Worte. Die Bewunderung dafür, wie die Pa-
tienten ihre Probleme ansprechen, aber auch der Ärger,
daß Psychotherapeuten und Ärzte in Gegenwart von den
Familienangehörigen so definitive Äußerungen machen
können wie Paul Watzlawik. Medizin ist mitunter bitter.
Es regt sich Widerspruch. Wie kann man denn als Arzt die
Frustration aushalten, wenn ein Patient wieder und wieder dasselbe Problem bringt? Einige plädieren dafür, dem
Patienten ruhig zu sagen, daß man so mit ihm nicht wei-
terarbeiten kann.
Zwischen dem Betrachten von Videofilmen und dem Lesen von Transkripten werden Unterschiede registriert.
Der Lerneffekt beim Lesen der Transkripte scheint dichter, die Bereitschaft über ungewöhnliche Formulierungen
nachzudenken größer. Beispielhaft ist der Satz: *Depression
ist wie ein Hunger, der nie ganz gestillt werden kann.* Sie ist
wie die Sicherung des Lebens auf einer niederen Stufe.
Eindeutig der Satz: In der Depression zu verharren, ist
eine Überlebensstrategie. Natürlich gibt es auch eine
klammheimliche Freude darüber, wenn Studenten derartige „Lehrsätze" decodieren. Es gibt Alternativen!
Fassen wir jetzt die Evolution des Ascona-Modells und der
Monte Verità-Gruppen zusammen, worum geht es dabei?
Es geht um Probleme und Lösungen in Beziehungen. Es

geht um Konflikte und Entscheidungen. Mehr aber noch geht es darum, vorgegebene Denkschemata in Frage zu stellen und von den Erfahrungen der Patienten im Umgang mit ihren Krankheiten zu lernen.

Balint-Arbeit hat die Analyse der Arzt-Patient-Beziehung zum Ziel. Analysiert wird die emotional-affektive und situativ-kognitive Situation von Arzt und Patient anhand von Falldarstellungen.

Balintarbeit ist eine klinische Methode zur Aufdeckung von Sinn- und Bedeutungszusammenhängen in einem herrschaftsfreien Raum. Mit „klinisch" ist die patientennahe hermeneutische Methode gemeint, „herrschaftsfrei" meint Transparenz der Regeln, die der Suche nach diagnostischer Wahrheit und Klarheit zugrundeliegen.

Monte Verità Gruppen – Gesprächsrunden mit Betroffenen und Experten zur Darstellung der Arzt-Patienten-Beziehung für Aus- und Fortbildung

Walter Pöldinger

Je länger ich Balint-Gruppen leite, um so öfter ist mir schon der Gedanke gekommen, daß es doch interessant wäre, auch die Patienten selbst zu hören über die in Balint-Gruppen gesprochen wird. Herr Prof. Luban-Plozza und ich diskutierten dieses Thema und entwickelten die Idee, solches in Modell-Gruppen zu versuchen, wobei es aber wesentlich wäre, Patienten mit gewissen Gemeinsamkeiten, z.B. der gleichen Diagnose, mit Ärzten zusammenzubringen. Wir nahmen an, daß Patienten besser nicht mit ihren eigenen Ärzten offen über die Arzt-Patienten-Beziehung sprechen würden, und so ergab sich im Jahre 1985 die Gelegenheit, einmal eine Gruppe über längere Zeit filmen zu lassen. Es ergab sich weiter die Gelegenheit, mit Frauen einer Selbsthilfegruppe von brustamputierten Frauen in Kontakt zu kommen, und eine Reihe dieser Frauen stellten sich auch zur Verfügung an einer Diskussion mit Ärzten, Krankenschwestern und Sozialarbeitern teilzunehmen. Ärztlicherseits nahmen ein internistischer Onkologe, ein Strahlentherapeut, ein Gynäkologe, ein praktischer Arzt, ein weiterer Psychosomatiker sowie eine Krankenschwester und eine Sozialarbeiterin, die auf diesem Gebiete tätig war, teil. Nach einigen Vorbesprechungen war es dann so weit, und im März 1985, zufälligerweise am Tag des 80. Geburtstages von Professor Viktor E. Frankl, versuchten wir an einem Vormittag, im Vorfeld der jährlich veranstalteten Balint-Treffen am Monte Verità, eine erste Runde. Wir waren sehr erstaunt, wie schnell das Gespräch in Gang kam, da wir uns ja alle nicht kannten. Wir waren verblüfft, daß eigentlich die brustamputierten Frauen, die wir vereinbarungsgemäß als Betroffene bezeichneten, die mit Experten diskutierten, zunächst einmal die Gesprächsführung übernahmen und uns Experten mit der Frage konfrontierten, ob krebskranke Patienten für uns eine besondere Art von Patienten sind. Es war interessant, daß sich hier erstmals nicht nur die Betroffenen, sondern bei den Experten Betroffenheit zeigte, die aber zu einem anregenden mehrfachen Dialog und zu der Erkenntnis der Experten führte, daß sie eigentlich auch jeden krebskranken Patienten, wie jeden anderen Patienten behandeln sollten, und dies teilweise auch schon taten. Im folgenden gab es einige Überraschungen für uns, so daß beispielsweise einige Betroffene äußerten, die Diagnose Krebs habe sie nicht so erschüttert, wie die Mitteilung, daß sie eine Brust verlieren würden. Mit den Gesprächen mit ihren Fachärzten vor und nach der Operation waren die Betroffenen nur teilweise zufrieden, was aber nicht nur auf Zeitmangel zurückgeführt wurde. Auch wurde darüber geklagt, daß bei Nachuntersuchungen oder Nachbestrahlungen auf das Schamgefühl der Betroffenen zu wenig oder gar nicht eingegangen wird. Ein besonderes Problem bildet offenbar die Mitteilung der Diagnose, wobei die Aufarbeitung dieser Mitteilung mit der Betroffenen vielfach den Schwestern überlassen wird, welche aber in Kompetenzprobleme geraten, wenn sie selbst nicht genau wissen, was bzw. wieviel die Ärzte den Betroffenen mitgeteilt haben. Von großem Interesse war für uns zu hören, welchen Einfluß psychische Faktoren für den Heilungsprozeß hatten. Unter den Betroffenen war eine Patientin, die schon beide Brüste verloren hatte und eine Patientin, die schon sieben Gehirnmetastasen mittels Chemotherapie und wie sie sich ausdrückte „eiserner seelischer Arbeit" überwunden hatte. Ein einziges Mal gab es Schwierigkeiten, als sich ihr Mann von ihr trennen wollte, aber auch diese Metastase verschwand, nachdem der Mann sich entschlossen hatte, bei ihr zu bleiben. Der Verlust der sexuellen Integrität ist überhaupt ein Problem, das diese Frauen sehr bewegt, und es war daher wichtig, daß eine Patientin auch ihren Mann und ihre Tochter mitgebracht hatte. Wir erlebten, welche Reaktionen das Geschehen beim Ehemann ausgelöst hatte, der von Anfang an sehr viel Verständnis zeigte. Wir erlebten aber auch, welche Ängste die Tochter ausgestanden hatte, nicht nur um die Mutter, sondern auch um ihre Brust und um ihre leibliche Zukunft. Um die Betroffenheit aller Beteiligten und auch die Dynamik des Gesprächs zu zeigen, soll im folgenden eine Patientin zu Wort kommen.

„Also, als man zu mir sagte, ich habe Krebs, hat mich das Wort Krebs gar nicht so sehr erschreckt, als daß ich eine Brust verlieren sollte. Das war für mich viel furchtbarer, als das Wort Krebs. Das hätte auch ganz anders heißen können. Aber eine Brust zu verlieren, das war für mich grausam. Ich konnte mich gar nicht beruhigen. Ich war unglücklich, ich war traurig, ich war verzweifelt, ich habe geflucht, ich fand das viel, viel schlimmer. Das konnte aber keiner verstehen. Die meisten meinten einfach, das Wort Krebs hätte mich nun sehr erschrecken müssen. Daß ich eine Brust verlieren sollte: „Ach, das gibt sich ja wieder, und das sieht doch keiner", aber das war für mich das Grausame. Eine Brust zu verlieren und dann auch die zweite Brust zu verlieren. Im ersten Moment konnte ich das überhaupt nicht begreifen, daß ich nun die andere Brust auch noch verlieren sollte. Mich hat das Wort Krebs eigentlich nicht so sehr erschreckt. Heute trage ich meine Krankheit wie jeder andere, ich bin auch unheilbar, ich kann auch dazu sagen, daß ich die schönsten Jahre meines Lebens heute erlebe, aber für mich war es einfach grausam. Ich wurde dann bestrahlt. Auch heute, nach elf Jahren, bin ich immer noch entsetzt darüber. Ich wollte nicht das Pflaster abnehmen, ich wollte einfach nicht sehen, was ich für eine entsetzliche Stelle hier habe. Gedacht habe ich immer, ich werde bestraft. Warum wirst du bestraft, und ich konnte nicht begreifen. Meine Mutter war ein paar Jahre vorher an Brustkrebs gestorben. Ich habe wohl gedacht, irgendwann stirbst du nun auch. Aber das Wort Krebs, muß ich dazu sagen, hat mich gar nicht erschreckt. Ich war zu der Zeit ein ganz anderer Mensch. Ich weiß auch, daß man das gemerkt hat, daß man das gefühlt hat, ich war ganz anders als vorher. Ich sagte ja, ich war so verzweifelt und habe geweint. Ich war traurig, ich habe auch geflucht. Heute bin ich wieder trotz meiner unheilbaren Krankheit – es schreitet immer weiter – ein ganz normaler Mensch".

Interessant war auch, daß die Annahme der Prothese offenbar auch damit zusammenhängt, ob sie die Familie akzeptiert oder nicht. Eine Frau erzählte, wie sie sich vor ihrer Familie genierte, ihre Wunde verbarg und auch ihre Prothese nicht herzeigen wollte. Als sie diese einmal suchte und ihr 10jähriger Sohn ihr helfen wollte, war sie zunächst willens, dies abzulehnen, aber plötzlich kam er schon mit der Prothese. Die Patientin schilderte, daß es für sie ein ungemein positives Erlebnis war, daß sich das Kind vor der Prothese nicht ekelte, sondern diese wie ein Brötchen in der Hand hielt und sagte: „Mama, da ist sie". Es fiel uns in dieser Gruppe auch besonders auf, daß gerade Frauen, die schon wiederholt Metastasen hatten, eine neue Lebensaufgabe und einen neuen Sinn darin gefunden hatten, in Selbsthilfegruppen für brustamputierte Frauen mitzuwirken, sei es als Gesprächspartner, sei es aber auch als Organisatorinnen neuer Gruppen und Leiterinnen von Gruppen. Ein Experte für und in Selbsthilfegruppen, selbst Arzt, wies auf Parallelen zu anderen Selbsthilfegruppen hin und so zeigte uns dieses Gespräch auch, wie wichtig Selbsthilfegruppen sind, und wie sehr vielfach die eigenen Fähigkeiten der Patienten sich und anderen zu helfen, unterschätzt werden.

Die Gruppensitzungen dauerten zweimal drei Stunden mit einer kurzen Pause, an jedem Halbtag, und die Zeit verging so schnell, daß man auf die Uhr schauen mußte, um die Pausen einzuhalten. Die Diskussion wäre so lebhaft weitergegangen wie vorher, wenn man sie nicht langsam unterbrochen hätte. Es fiel aber auch auf, daß sich außerhalb der Gruppensitzungen die Gruppenteilnehmer ungemein intensiv miteinander beschäftigten und eine ganz eigene Art von Stimmung kam auf, als wir uns an einem Abschiedsabend wieder voneinander trennten.

Aus den sechs Stunden Aufzeichnung wurden einige Schwerpunkte zusammengestellt und so aneinander gereiht, daß der Zuseher des Video-Bandes eigentlich den Ablauf dieser Gruppe miterleben kann. Weil es hier gerade so intensiv um die Arzt-Patienten-Beziehung bzw. die mitmenschlichen Beziehungen ging, glauben wir, daß derartige Aufzeichnungen eine wertvolle Hilfe bieten könnten, um das Problem der Arzt-Patienten-Beziehung besonders darzustellen. Das Vertrauen, von dem solche Gespräche getragen sein müssen, damit sie zustande kommen, und auch tatsächlich eine Hilfe bedeuten, ist von besonderer Wichtigkeit, und man kann nicht nur erleben, wie man sich in solchen Fällen verhalten soll, sondern sicher auch, wie man sich in solchen Fällen nicht verhalten soll. Man kann des weiteren erfahren, daß vor allem die Schwierigkeiten der Betroffenen oft gar nicht dort liegen, wo die Experten meinen, was wieder dafür spricht, daß die Gespräche offenbar nicht intensiv genug und feinfühlig genug geführt werden.

Die Resonanz, die das Vorführen des schließlich 45 Minuten langen Bandes bei verschiedenen Gruppen in Kreisen Betroffener, vor allem aber auch in Ärztekreisen, hervorgerufen hat, ermutigte uns, im Jahr 1986 einen weiteren derartigen Versuch zu machen. Wir haben wieder im Vorfeld dieses Balint-Treffens ein Gruppengespräch aufgenommen, in welchem vor allem Depressive und ihre Familienangehörige über ihre Probleme im Umgang mit Ärzten gesprochen haben. Es waren vorwiegend neue Teilnehmer, auch unter den Experten, und diejenigen, die an dieser Gruppenarbeit teilgenommen haben, stehen unter dem Eindruck, daß dieses Gespräch besonders intensiv war und tief ging. Interessanterweise kamen von seiten der Betroffenen Themen zur Diskussion und Darstellung, von denen man eigentlich sonst auf ärztlichen Fortbildungstagungen über Depressionen wenig hört, nämlich darüber, wie die Patienten tatsächlich die Therapie und die Therapeuten erleben. Damit ist heute bereits die zweite Experten-Betroffenen-Gesprächsrunde durchgeführt worden. Wir haben diskutiert, wie wir diese Gruppen nennen sollten, und wir sind zu der naheliegenden Lösung gekommen, daß wir sie Monte Verità-Gruppen nennen. Wir möchten noch einige solcher Aufzeichnungen herstellen, und diese dann in der Praxis der ärztlichen Fortbildung erproben. Es wird sich zeigen, ob diese Gruppen bzw. deren Darstellung im Film tatsächlich eine Möglichkeit ist, das Wissen über die Arzt-Patienten-Beziehung zu vermehren und vielen zugänglich zu machen, und auf diese Art in die ärztliche Fortbildung einzubringen.

Weitere Monte Verità-Gruppen fanden mit Angstpatienten 1986 und Alkoholkranken und Drogenabhängigen 1987 und mit psychosomatisch Kranken 1988 statt.

Verzeichnis der Video-Dokumentationen der
Monte Verità Gruppen

- 1985   Miteinander reden. Brustkrebskranke Frauen sprechen mit Experten, ICI Pharma Deutschland
- 1986   Gesichter der Depression, Duphar Deutschland
- 1986   Gesichter der Angst, Duphar Deutschland
- 1987   Abhängigkeit und Befreiung. Alkoholiker im Gespräch mit Ärzten. Galenus Mannheim, Deutschland
- 1987   Abhängigkeit und Befreiung. Drogenabhängige reden mit Ärzten. Galenus Mannheim, Deutschland
- 1988   Psychosomatisches Denken – Chance für Patient und Arzt. Galenus Mannheim, Deutschland

Balint-Arbeit auf dem Monte Verità – Erlebnisse aus der Sicht einer Medizinstudentin

Katharina Marten

Das Medizinstudium umfaßt viele attraktive Seiten. Es beinhaltet die unterschiedlichsten Fächer, bietet dem Absolventen ein weites Spektrum beruflicher Möglichkeiten – von der Forschung über Patientenversorgung und Lehre bis hin zu Tätigkeiten in der Pharmaindustrie und in Randgebieten wie z.B. einer Unternehmensberatung, operative und konservative Fächer bzw. Fächer mit beiden Anteilen können entsprechend den individuellen Interessen gewählt werden. Das klassische Arztbild wurde im Laufe der Zeit modifiziert und stellt doch für die Mehrzahl der Medizinstudenten die eigentlich gewünschte Perspektive dar. Wir beginnen unser Studium hochmotiviert und von dem Gedanken beseelt, zu helfen, zuzuhören und den Menschen in seiner ganzen Persönlichkeit, seinem soziokulturellen Hintergrund und mit seinen individuellen Sorgen, Nöten und Hoffnungen zu begreifen. Wir sind fasziniert von der Anatomie und Physiologie des menschlichen Organismus, lernen unterschiedlichste Krankheitsbilder und Therapiekonzepte kennen und verstehen, und begegnen nach einiger Zeit denjenigen, die von unseren Fähigkeiten profitieren sollen, den Patienten.
Und hier ist plötzlich alles anders als in der vermeintlich logischen und konsequenten Theorie: Abwehrmechanismen, Verdrängung und Verleugnung werden wirksam. Übertragung und Gegenübertragung treten auf, und bie-

ten Anlaß zu Verwirrung und mißlungenen Kontakten, zu falscher Kommunikation. Eines haben wir nicht gelernt: den Umgang mit den Patienten. Und nicht nur er will gelernt sein, auch die Konfrontation mit Leid und Verfall, mit Tod, Trauer und Ängsten, mit Reduktion des menschlichen Daseins auf basale Funktionen und mit Abschiednehmen ist häufig schwierig. Dabei geht es weniger um unser Bedürfnis nach Leitlinien und Verhaltensanweisungen, sondern vielmehr um Ansprechpartner, die uns helfen, nicht nur die medizinischen, sondern vor allem die Fähigkeiten zu entwickeln, die uns zum Arzt machen.

Boris Luban-Plozza und viele andere engagierte Mediziner waren sich dieser Schwierigkeiten bewußt und begründeten in den 70er Jahren das „Ascona-Modell", das von der WHO für die ärztliche Ausbildung empfohlen wird. In den vielen Jahren ihres Engagements trafen sich Interessierte der unterschiedlichsten Fachrichtungen und verschiedenster Provenienz in Ascona, um in interdisziplinärer Zusammenarbeit, in Balint-Gruppen und Monte-Verità-Gruppen angeregt zu diskutieren. Ein einzigartiges Forum entstand, das Hierarchien zu überwinden vermochte, Professoren, Ärzte, Studenten und Patienten zusammenführte und so das lehrte, was im Alltag speziell des Studenten einen viel zu geringen Raum einnimmt: die Möglichkeit, die Beziehung zwischen Arzt, Patient, Pflegepersonal und anderen Beteiligten zu verbessern.

Rundtischgespräche überraschten durch ihre inhaltliche Vielfalt, durch die Bereitwilligkeit der Teilnehmenden, gewohnte Perspektiven einmal zugunsten neuer Gesichtspunkte einzutauschen. Medizin und die zahlreichen, ihr verwandten Gebiete, trafen zusammen. Grenzen wurden nicht nur aufgezeigt, sondern schnell überschritten. Einem ganzheitlichen Verständnis wurde die Bahn geebnet. Jedes Jahr fand zudem die Verleihung des „Internationalen Balint-Preises für Medizinstudenten" und der entsprechenden Auszeichnung für das Krankenpflegepersonal statt. Welch großartige Möglichkeit, einmal aus dem sonst erlernten und geübten, wissenschaftlich-analytischen

Denken auszubrechen und eine Beziehung zu einem
Patienten in ihren schönen, aber gerade auch proble-
matischen Gesichtspunkten zu analysieren! Diese Auszeichnung war eine der wenigen, die unter bewußtem
Verzicht auf wissenschaftliche Korrektheit, Knappheit und
Reproduzierbarkeit, statt dessen Emotionalität, Selbst-
kritik und Reflexion honorierte. Sie spiegelt das wider, was
den Monte Verità zu einem so besonderen Ort werden
läßt: die Ermutigung, zu hinterfragen, sich einzulassen,
Brücken zu schlagen – für den ärztlichen Alltag unschätz-
bare Gaben und Fähigkeiten.
Dreißig Jahre Monte Verità liegen hinter Boris Luban-
Plozza und seinen zahlreichen Mitarbeitern. Generatio-
nen von Medizinstudenten konnten von ihrer Erfahrung,
ihrem Engagement und ihrer Großzügigkeit profitieren.
Wir sind freudig heimgekehrt in den Studien- und Klinik-
alltag – und gestärkt in dem Bewußtsein, daß Arztsein
mehr als Diagnose- und Therapieentscheidung bedeutet,
in erster Linie Mitmenschlichkeit und Empathie. Dafür
gebührt allen, die den Monte Verità zu einem wahren
„Zauberberg" haben werden lassen, unser größter Dank.

Was ich zu Ende brachte

Was ich zu Ende brachte
nenne ich meine guten Taten
Meine schlechten
habe ich noch nicht gezählt
So oder so
verlege ich meine Wohnstätte
auf den Hügel der
zur Windmühle von Jerusalem blickt,
hinterlasse dem Mieter der mir nachfolgt
zurückgezogene Vorhänge
den herben Geruch deines Haares
aus den Nächten voll Mond
Die Abschiedsworte
die ich an die Füße der Tauben binden wollte

lege ich in den Wunschkasten
am Berge Zion

(David Rokeah)

Katharina Marten, Göttingen/Deutschland
„Internationaler Balint-Preis für Medizinstudenten 1995"
(1. Preis)

Das Undenkbare, das Unsagbare, das Unaussprechliche

(Festvortrag am 10. Internationalen Ascona-Gespräch und Balint-Treffen am Monte Verità)

Erich Fromm

Ich möchte Sie daran erinnern, daß der Titel dieses Vortrages „Bemerkungen zum Unbewußten heißt". Es ist wirklich meine Absicht, nur einige Bemerkungen zu machen, sogar verschiedener Art, die nur gemeinsam haben, daß sie sich auf das Unbewußte beziehen, und daß sie aus den Gedanken eines Menschen kommen, der sich damit beschäftigt. Ich möchte gerne auf den Unterschied zwischen drei Begriffen aufmerksam machen – nämlich das Undenkbare, das Unsagbare und das Unaussprechliche: das Undenkbare, das nicht gedacht werden kann, das Unsagbare, das gedacht, aber nicht gesagt werden kann und das Unaussprechliche, das zwar gesagt werden kann, das aber tabu ist. Was ist der Unterschied zwischen diesen Begriffen?

Das Undenkbare

Zunächst einmal das Undenkbare – also etwas, was nicht gedacht werden kann. Ich spreche jetzt vom Undenkbaren nicht im philosophischen oder logischen Sinn, sondern ich spreche von dem, was in einer ganz bestimmten Gesellschaft nicht gedacht werden kann. Denn wir wissen sehr wohl, daß das, was in einer Gesellschaft undenkbar ist, in einer anderen überhaupt nicht undenkbar ist. Dafür gibt es viele Beispiele. Allgemein kann man sagen, das Undenkbare kann nicht gedacht werden, weil es außerhalb aller äußeren oder inneren Erfahrungen liegt, die in einer Gesellschaft gemacht werden können.

Ich möchte Ihnen einige Beispiele geben für das, was undenkbar ist. In einer primitiven Gesellschaft, etwa der menschlichen Vorgeschichte, sagen wir in der neolithischen Gesellschaft um das Jahr 8000 v.Chr., ist zum Beispiel die Idee des Privateigentums undenkbar. Daß jemand etwas hat, was nur ihm gehört und also privat ist, das heißt, daß er das, was ihm gehört, von einem anderen wegnehmen kann – dieser Begriff des Eigentums im Sinne des Privateigentums existiert in der neolithischen Gesellschaft nicht.

Er fehlt auch in vielen noch existierenden Gesellschaften, wie z.B. bei den Pueblo-Indianern in Nordamerika. Der Begriff existiert nicht; er kann nicht gedacht und natürlich auch nicht gesagt werden, weil die Institution des Privateigentums erst mit einer bestimmten Stufe der gesellschaftlichen Entwicklung aufkommt.

„Haben". Das gilt natürlich viel mehr noch für ein Wort wie „Kapital". „Kapital" ist ein ganz moderner Begriff, wenn auch die Sache, die er bezeichnet, in gewisser Weise schon in der römischen Antike da ist. Er bezeichnet Werte und Güter, die zur Erzeugung anderer Güter mit einem Profit für den Erzeugenden gebraucht werden können. Es ist also ein ganz neues Wort, weil es einer ganz jungen Form gesellschaftlichen Lebens zugehört. In der Früh- und Vorgeschichte gibt es den Begriff des Habens überhaupt noch nicht in den dem Sinne, daß ich etwas habe, was nur mir gehört, auf dessen Besitz ich stolz bin, mit dem ich machen kann, was ich will, das ich sogar zerstören kann, was ökonomisch zwar unsinnig, aber dennoch Realität ist.

Es ist bekannt, daß das Wort „haben" in vielen Sprachen überhaupt nicht existiert. Wenn sie zum Beispiel die semitischen Sprachen nehmen, so gibt es dort kein Wort für „ich habe".

Außerdem läßt sich feststellen, daß in keiner Sprache das Wort „haben" am Anfang da war und dann wieder verloren ging. Vielmehr gilt umgekehrt: Es ist immer der andere Weg. Nicht in allen, aber in einer großen Reihe von Sprachen gibt es am Anfang das Wort „haben" nicht, und erst langsam kommt mit der zunehmenden Bedeutung des Privateigentums die Vorstellung, das Gefühl, das Wort „ich habe etwas" auf, um auszudrücken: Ich habe vollständige Kontrolle, ich habe das vollständige Verfügungsrecht, nicht über Dinge, sondern auch über Menschen. So wird im römischen Recht der Mann der Besitzer seiner Frau und seiner Kinder.

Inzwischen scheint in dieser Frage manches anders zu werden, aber die Männer sitzen immer noch auf dem Thron. Und wenn man genau hinsieht, kann man vielleicht merken, daß sie ein bißchen zittern, aber aus ihrer Rolle, als die, die haben, die besitzen, die kontrollieren – und das ist alles eins – aus dieser Rolle sind sie keineswegs schon verdrängt, auch wenn das optimistische Vertreter der Frauenrechte manchmal behaupten. Das ist Siegesruf auf Vorschuß.

Verdienen. Ein anderer Begriff, der in gewissen historischen Zeiten undenkbar ist, ist der Begriff der Ausbeutung. Auch hier gilt: In der menschlichen Vorgeschichte, also speziell im Neolithikum, wäre „Ausbeutung" ein vollkommen sinnloses Wort gewesen, weil die Sache noch nicht existierte. Eine Frau und ein Mann, die den ganzen Tag gearbeitet haben, konnten gerade so viel – heute würde man sagen: verdienen, aber das hat man damals nicht so genannt, der Verdienst ist eine sehr moderne Vorstellung – gerade so viel zusammenscharren, wie sie brauchten, um einigermaßen leben zu können. Erst als man durch verschiedene Methoden ein größeres *Surplus* erarbeitet hatte, fing man an auszubeuten, und zwar ist das „man" ein bißchen euphemistisch ausgedrückt, denn genau gesagt, haben die Männer angefangen, die Frauen auszubeuten. Das ist der erste Fall der Ausbeutung des Menschen und der Beginn der patriarchalischen Gesellschaft. Warum die Männer das konnten, das schreiben sie sich heute ihrer

Tüchtigkeit zu, oder manche würden sogar sagen: „Die Männer sind eben physisch stärker". Nun, damit ist es nicht so weit her, denn wir wissen ja, daß Frauen physisch Arbeiten leisten, vor denen mancher Mann zurückschrekken würde. Tatsächlich liegt der Grund ganz woanders. Durch die Tatsache, daß die Frauen nicht wie die Männer nur die Kinder „in die Welt setzen" und dann davonlaufen, sondern die Kinder austragen und für sie sorgen müssen, waren die Frauen hilfloser als der Mann. Auch waren die Frauen in ihrer Freiheit, etwas anderes anzufangen, neue Arbeitswege zu gehen, außerordentlich viel eingeschränkter als die Männer. Die Männer haben sich das sehr zu Nutze gemacht und haben dann in dem Augenblick, wo es überhaupt ein größeres Surplus gab, wo es Ausbeutung gab, wo man einen Menschen benutzen konnte, um ihn für sich arbeiten zu lassen, begonnen, die Frauen zu versklaven.

Natürlich. Ich spreche hier über den Begriff des Undenkbaren und sage, daß es in der neolithischen Gesellschaft, also in der agrikulturellen Gesellschaft neun- bis siebentausend Jahre v.Chr. die Tatsache der Ausbeutung noch nicht gab, weil alle arbeiten mußten, um zu leben. Ausbeutung beginnt erst, als das Surplus so groß war, daß die Männer anfangen konnten, einen Staat zu gründen, Sklaven zu halten, Regierungen zu bilden, Kriege und Gefangene zu machen. Zu den Gefangenen gehörten eben auch die Frauen, obwohl da die paradoxe Situation besteht, daß Männer sagen, sie brauchen Frauen. Das ist etwa so, wie wenn der Gentleman seinem Butler sagt, er brauche ihn, dabei sich aber weit überlegen fühlt.

Natürlich haben die Männer auch eine Ideologie erfunden, wie dies alle siegreichen Gruppen tun. Sie haben erklärt, daß ihr Sieg ganz logisch, ganz natürlich ist, denn die Frauen seien eben schwächer, eitler, irrationaler, abhängiger und wie sonst noch die Beschreibungen der Frauen aus Männermund während des Zeitalters des Patriarchats lauten. Sie wissen ja, wie Freud dies besonders schön rationalisiert hat – eigentlich der Gipfelpunkt der Rationalisierung der männlichen Kriegspropaganda: die

Überlegenheit des Mannes liegt begründet in der Anatomie, und da man die Anatomie nicht ändern kann, weil sie zwar nicht von Gott, wohl aber von Natur gegeben ist, bliebt gar nichts anderes übrig, als der Frau ihre Minderwertigkeit zu attestieren und sie dann zu trösten, daß sie eben in der einen oder anderen Form im Mann das findet, was sie alleine nicht hat.

Viele Frauen haben sich das auch einreden lassen, obwohl es ziemlich absurd ist. Tatsächlich war der Gedanke – um ein anderes Beispiel zu nehmen, das allerdings mit diesem zusammenhängt-, daß die Frau gleichberechtigt ist, undenkbar für den Mann des 19. Jahrhunderts in Europa. Sie erinnern sich vielleicht einer Stelle, wo Freud über John Stewart Mill, den er im großen und ganzen sehr verehrte, schreibt: „Da muß er wohl ein bißchen verrückt gewesen sein, so etwas zu schreiben". Geschrieben hatte Mill über die Gleichberechtigung der Frau.

Narzißmus. Was innerhalb einer bestimmten gesellschaftlichen Situation nicht denkbar ist, das erklärt man für verrückt. Nicht das eigene Denken ist falsch, sondern die Dinge sind verrückt, sind nicht am richtigen Platz und müssen eben wieder auf den „richtigen" Platz gesetzt werden, indem man die Wahrheit verfälscht und die Tatsachen umändert. Wir wissen, auf wie schwachen Füßen die männliche Kriegspropaganda, daß die Frauen schwach seien, steht. Wenn ein Mann krank wird, schreit er gleich nach der Mutter. Alle Frauen wissen das. Es ist im großen und ganzen so, daß sich in einer Krisensituation in allen Völkern die Frauen mehr bewähren als die Männer, denn Männer werden nervös und ängstlich und laufen eigentlich wiederum zur Mutter oder zur Frau.

Freud hat besonders betont, daß Frauen eitler und narzißtischer als Männer seien. Wenn man über die Eitelkeit der Männer schreiben wollte, würden zehn Bände nicht genügen! Ich glaube, man kann ohne zu übertreiben sagen, daß ein Mann nur ganz selten etwas tut, mit dem er nicht doch irgendwie Eindruck machen will, und daß beim Mann das narzißtische Motiv, Eindruck zu machen und zu imponieren, in fast allem liegt, was er macht.

Es gibt natürlich auch Männer, die menschlich so weit entwickelt sind, daß ihr Ego tatsächlich nicht diese Rolle spielt. Aber im großen und ganzen, glaube ich, will der Mann viel mehr imponieren als die Frau. Ich habe das Problem seit vielen Jahren studiert, und meine Meinung hat sich in dieser Richtung durch meine Beobachtung nur verfestigt. Frauen sind vielleicht nur „in einem ganz sekundären Sinn“ eitel. Da sie das beherrschte und unterwürfige Geschlecht sind, müssen sie versuchen, den Herrschern zu gefallen. Aber das ist keine echte Eitelkeit, das ist kein echter Narzißmus, das ist kein echtes Mitsichbefaßtsein wie beim narzißtischen Menschen, sondern das genaue Gegenteil.

Daß die Frauen weniger rational seien als die Männer, läßt sich natürlich nicht beweisen. Man muß aber sagen: Wenn Sie sich die Welt von heute und die Verrücktheit der führenden Menschen vor allem in den großen Staaten ansehen, wie sie auf die fast unausweichliche atomare Zerstörung hinarbeiten, ohne Maßnahmen zu treffen, das zu stoppen und alle Atomwaffen zu zerstören und abzuschaffen, ein Gedanke, der so einfache ist, daß ein Kind ihn unmittelbar verstehen würde, nur nicht die Erwachsenen – wenn Sie sich das ansehen, dann muß man sagen, daß von der Rationalität der Männer bei all dem, was sie mit der Gesellschaft heute anfangen, wenig zu sehen ist. Sie sind so sehr von ihrem Selbstinteresse bestimmt, von ihrem Narzißmus und von ihrem Machtbedürfnis, daß sie die Realitäten der Welt kaum sehen und es unsinnig erscheint zu behaupten, die Frauen seien irrationaler als die Männer.

Natürlich haben die Männer die Macht. Damit haben sie auch den Propagandaapparat und die öffentliche Meinung, mit denen sie den Frauen einreden, daß sie nichts verstehen und nicht denken können. Und wie die meisten Besiegten, so glauben die Frauen das auch, denn sie fühlen sich so besiegt, daß sie nicht zu sehen wagen, was das für ein Unsinn ist.

Bachofen. Freud behauptete die Überlegenheit der Männer durch eine in Wirklichkeit etwas primitive Begründung auf rein anatomischer Basis. Andere haben es anders gemacht, aber es kommt immer ziemlich auf dasselbe heraus.

Wie sehr diese Gedanken der Überlegenheit des Mannes die Köpfe der Männer beherrscht, sieht man an der völligen Vernachlässigung des großen Schweizer Genies Johann Jakob Bachofen. Er ist nicht sehr bekannt, geschweige denn populär, denn Bachofen hat den Mut gehabt aufzuzeigen, daß die Herrschaft der Männer nur eine historische Phase ist. Und er hat die Frau in ihrer Eigenart, sogar in gewisser Weise in ihrer Überlegenheit gezeigt.

Sein Hauptwerk „Das Mutterrecht" wurde 1861 veröffentlicht, ungefähr gleichzeitig mit Darwins Hauptwerk. Die männlichen Anthropologen haben sein Werk für Unsinn erklärt und es nie ernst genommen, weil nicht sein kann, was nicht sein darf. Für das patriarchalische Denken ist die Vorstellung, daß die Frau dem Mann völlig gleichwertig und nicht untergeordnet sein soll, tatsächlich undenkbar: nicht *logisch*, wohl aber *praktisch* undenkbar.

Bis heute hat sogar die Frauenbewegung zu meinem großen Erstaunen die Argumente und Einsichten Bachofens nicht benutzt. Wenn das Resultat dieses Vortrags wäre, daß manche von Ihnen Bachofen lesen – wenigstens die Einleitung zum Mutterrecht – dann würde ich sagen, es hätte sich gelohnt, daß Sie hierhin gekommen sind, denn Sie finden dort eine Einsicht in die gesellschaftliche Entwicklung, ein Transzendieren das patriarchalischen Standpunktes, den sie sonst fast nie finden; und Sie sehen ein Beispiel dafür, wie viele Vorurteile es in der Wissenschaft gibt, die von Männern gemacht sind.

Ödipus. Man hat in Anatolien neolithische Städte ausgegraben, die zeigen, daß dort ein matriarchalisches Regiment geherrscht hat. In Çatal Hüyük gab es keine männlichen, sondern nur weibliche Götter, was ganz entscheidend ist für die Struktur einer Gesellschaft; man fand keinen Beweis für eine Überlegenheit des Mannes und interessanterweise auch keinen Beweis für irgendwelche Gewalttätigkeiten. Man hat unter den ausgegrabenen Skeletten keines gefunden, bei dem der Tod durch Gewaltakte hervorgerufen sein konnte.

Oder nehmen Sie ein anderes Beispiel: die Ödipus-Triologie. Ich weiß nicht, ob Freud je die *drei* Dramen, die Trilogie, gelesen hat: *König Ödipus*, was manche gelesen haben, Freud wahrscheinlich auch, dann *Ödipus auf Kolonos* und die *Antigone*. Nach Freud ist Ödipus der Mann, der seine Mutter liebte, und der deshalb das symbolische Beispiel des Inzests ist, der sich dann für den Inzest bestraft, indem er sich blendet, oder sich, wenn Sie so wollen, kastriert.

So etwas kann man allerdings nur sagen, wenn man nur *König Ödipus* gelesen hat. Wenn Sie die zwei anderen Dramen, die zur Trilogie gehören, lesen, dann finden Sie etwas ganz anderes, dann finden Sie im zweiten Drama den geblendeten Ödipus, gestützt von seinen zwei Töchtern, die ihm, wie er sagt, wie Söhne sind, die also dem Vater helfen. ER braucht keine Söhne, sondern die Töchter helfen ihm eine typisch matriarchalische Sichtweise. Ödipus stirbt dann im Hain der Erdgöttin. Das ist der heilige Platz, in dem er endet. Wie Sie sich erinnern, ist die olympische Welt eine Reaktion auf die vorolympische, in der Göttinnen geherrscht haben, und das heißt: Ödipus kehrt zurück zu seiner eigentlichen Herkunft, nämlich zu den Göttinnen der Erde, wo sein eigentliches Heim ist. Ödipus ist der Vertreter der matriarchalischen Religion.

Recht und Macht. In der *Antigone* wird die Sache ganz klar, wenn sie es nicht schon in den zwei ersten Tragödien war: Wen repräsentiert Antigone symbolisch? Sie repräsentiert das Naturrecht – jetzt gar nicht im engeren Sinne des Naturrechtsbegriffs, sondern Naturrecht im Sinne des auf der Natur beruhenden Rechtes, des natürlichen Rechtes, während Kreon das Staatsrecht repräsentiert. Antigone repräsentiert die Unabhängigkeit. Kreon die Herrschaft und die Unterwerfung. Antigone repräsentiert die Liebe, Kreon die Macht.

Hier zeigt der Dichter in ganz klarer Weise den Unterschied zwischen diesen zwei Welten. Die mutterrechtliche Welt ist die der Liebe, der natürlichen Bande und der Menschlichkeit. Die patriarchalische Welt ist die der Macht, des Ge-

horsams und der Unterwerfung. Diese patriarchalische
Welt existiert seit ein paar tausend Jahren und wird allgemein als die natürliche Form der Weltordnung angesehen
(wie man das ja gewöhnlich von seiner eigenen Welt an-
nimmt) mit einem Spezialinteresse der Männer, diese
Legende aufrechtzuerhalten.
Aber wenn Sie die ganze Ödipus-Trilogie nehmen, dann
sehen Sie, daß das Entscheidende in keiner Weise ist, daß
Ödipus inzestuöse Wünsche mit seiner Mutter hat. Sie
müssen bedenken, Ödipus erschlägt zwar seinen Vater,
aber nirgends wird im Drama angezeigt, daß sich Ödipus
irgendwie in seine Mutter verliebt. Die Königin geht wie
überall mit dem Thron, und wenn er König wird, heiratet
er die Königin. Wenn es sich hier um ein erotisches, inze-
stuöses Verhalten gehandelt hätte, würde der Mythos natürlich gezeigt haben, daß Ödipus sich in diese Frau verliebt.
Aber davon ist gar keine Rede. Was hier geschieht, ist die
Ermordung des Vaters. Und die Heirat der Jokaste ist eben
ein Nebenproblem, was aus der Logik der Nachfolge des
Vaters, seines neuen Königtums spricht.

Bisher habe ich über das Undenkbare gesprochen, jetzt
werde ich über das Unsagbare sprechen. Es gibt manche
Dinge, die schon gedacht werden können, die aber noch
nicht in das allgemeine Bewußtsein eingegangen sind, so
daß sie unsagbar sind. Ein Wort existiert ja erst dann,
wenn die Institution oder die Sache oder das Gefühl in
das allgemeine Bewußtsein eingeht, sonst bleibt es ein
Wort, das der große Denker umschreibt, symbolisch darstellt, aber es ist eben noch kein Wort, das in die Sprache
eingegangen ist. Ich möchte Ihnen ein Beispiel geben:
das Wort „Atheismus". Es entsteht in der nordeuropäi-
schen Kultur – ich spreche jetzt nicht von der Antike –
erst im 17. Jahrhundert.
Den bewußten Gedanken, „es gibt keinen Gott", und diesen Glauben der Gottlosigkeit mit dem Wort „Atheis-

mus“ zu bezeichnen, ist ein Produkt des Denkens des
17. Jahrhunderts. Sie finden schon lange vorher Denker,
die ohne Gott ausgekommen sind. Ich denke an einen
der größten, wenn nicht vielleicht *den* größten Denker
des Mittelalters, an Meister Eckhart. Er war ein Atheist.
Ich weiß, daß ich damit eine für manche vielleicht überra-
schende Bemerkung mache. Ich sage sie aber nicht leicht-
hin, und ich bin auch nicht der einzige, der diese Auffassung von Eckhart hat.

Er hat seinen Atheismus ausgedrückt in dem Wort „Gottheit“ im Gegensatz zu dem Wort „Gott“, und die Gottheit
ist ja nicht Gott. Die Gottheit ist das absolute Dunkel, in
dem nichts leuchtet, während der Gott der Bibel das Licht
ist. Meister Eckhart ist sehr widerspruchsvoll, weil er in verschiedenen Ebenen denkt. Er ist ein konservativer ortho-
doxer Theologe, der genau das sagt, was alle anderen auch
sagen. Doch gibt es noch einen anderen Eckhart.

Ich stelle mir vor, er hatte Inspirationen, oder er war in
einem Zustand von leichter Trance, in dem er dann Dinge
gesagt hat, die in seinem Denken, außer wenn er in diesem Trancezustand ist, nicht vorkamen: Dinge, die darauf
hinauslaufen, daß es keinen Gott gibt. Aber für Eckhart
war es unmöglich zu denken: „Es gibt keine Gott“. Vielmehr hat er Gott in der Gottheit und als das tiefste Dunkel
definiert, in einer Weise, die die Aussagen über Gott, sogar
den Glauben an die Existenz Gottes, hinfällig machen.

„**Erfolg**“. Sie müssen entschuldigen, daß ich hier ein
Beispiel nehme, das für viele von Ihnen vielleicht etwas
abgelegen ist. Ich will damit nicht eine besondere Ge-
lehrsamkeit zeigen, es ist aber eben schwer, Beispiele zu
finden, die jeder nachlesen kann, wenn er sich genügend
interessiert, in denen man sieht, wie ein Mensch etwas
denkt, was in ihm lebt, und wie es doch unsagbar bleibt.
Es sprudelt aus dem Unbewußten in einem Trancezustand heraus, und Eckhart kommt dann zu den kühnsten
und radikalsten Sätzen, die man nicht anders als athei-
stisch bezeichnen kann.

Ich möchte Ihnen noch ein anderes Beispiel geben. Vor
dem 17. Jahrhundert gab es das Wort „Erfolg“ nur im Sin-

ne von folgen, erfolgen, es erfolgt etwas, wenn ich etwas tue; wenn ich das hier weiterschiebe, dann erfolgt, daß es runterfällt. Doch das hat ja nichts zu tun mit dem Begriff, der heute der eigentlich wichtigste ist, nämlich, daß der Mensch „Erfolg" hat.

So etwas war noch im 16. Jahrhundert unsagbar, weil die ganze Idee des Erfolges, also des Sichhervortuns und anderen Überlegenwerdens, in der – noch religiös geprägten – Sprache des Mittelalters gar nicht möglich war. Erst mit der beginnenden Konkurrenz, mit dem Beginn des aufsteigenden Bürgertums kommt es zu dem ganz neuen Begriff: Ein Mann ist erfolgreich. Wir haben heute das Gefühl, „Erfolg" müßte eines der ältesten Worte der Menschheitsgeschichte sein. Wenn in einer primitiven Gesellschaft zwei Frauen eine Vase geformt und schön geschmückt haben, dann würden wir sagen, daß die Frau, die sie schöner geschmückt hat, die erfolgreichere ist. Aber solch ein Gedanke ist in jener „primitiven" Gesellschaft undenkbar.

Um Ihnen noch ein Beispiel zu geben: Bei den amerikanischen Pueblo-Indianern gibt es Pferderennen, wenn aber zwei Pferde ziemlich gleich ankommen, dann sind sie beide Sieger. Man interessiert sich bei den Pueblo nicht dafür, daß der eine etwas besser ist als der andere, und man ist damit natürlich auch viel realistischer, denn es ist kein Unterschied, wenn der eine einen Millimeter voraus ist. Sie sind eben beide – praktisch gesprochen – gleich schnell geritten. Natürlich ist so etwas nur möglich, wenn der Begriff des Erfolges nicht existiert, denn vom Erfolgsstandpunkt hat eben der, der einen Millimeter voraus ist, gesiegt und er war der Erfolgreiche.

Ich will damit sagen, daß Begriffe wie „Erfolg", die uns in unserer Sprache natürlich erscheinen, rein gesellschaftlich bedingte Begriffe sind, die es in vielen anderen Gesellschaften ebensowenig gibt, wie den Begriff der „Ausbeutung". Sie sind aus der Praxis einer Gesellschaft erwachsen und werden mit einer anderen Gesellschaft und Praxis auch wieder verschwinden.

„Liebe". Jede Gesellschaft hat das größte Geschick bei den Worten, die für diese Gesellschaftsstruktur besonders wichtig sind. Nehmen Sie mal, um das zu illustrieren, das Wort „Liebe". Im Englischen und im Deutschen haben wir das Wort „Liebe" oder „love", das ist alles. Aber was ist denn Liebe? Liebe drückt hunderte, tausende verschiedene Dinge aus. Ich spreche jetzt gar nicht davon, daß ein Gefühl überhaupt nicht in einem Wort erfaßt werden kann, sondern daß jede Liebe eines Menschen zu einem anderen Menschen eine verschiedene ist; das versteht sich von selbst, ist aber hier gar nicht das Problem. Das Problem ist, daß wir für diesen ganzen Gefühlsbereich „Liebe", der vom Gernhaben zu der tiefsten aktiven Beziehung reicht, die wiederum manchmal als Nebenleistung der sexuellen Beziehung betrachtet wird, nur *ein* Wort haben.

Man hat heute die Illusion zum großen Teil verloren, daß Sexualität als solche etwas mit Liebe zu tun hat, es hat sicher mehr zu tun mit Narzißmus als mit Liebe – besonders bei Männern. Aber es gibt für uns heute bei diesem Begriff überhaupt keine Differenzierung. In anderen Sprachen gibt es zumindest eine ganz elementare Differenzierung, nämlich die Differenzierung zwischen der mütterlichen und der erotischen Liebe. Wir differenzieren nicht. Eine Mutter liebt ihr Kind wie sie einen Liebhaber liebt oder unter Umständen ihren Mann liebt. Immer gebrauchen wir ein und dasselbe Wort.

Im Griechischen haben sie *eros* und *agapé*, im Hebräischen gibt es *ohew, ohwet* (das kommt vom Wortstamm „glühen") und *rachamem* (das kommt vom Stamm *rechem*, der Mutterschoß). Hier gibt es eine klare Differenzierung zwischen der erotischen und der mütterlichen Liebe. Das ist immerhin schon etwas, und es ist auf jeden Fall besser als unsere Ärmlichkeit, die wir für alles das, was es in menschlichen Beziehungen gibt, nur das eine Wort „Liebe" haben.

„Liebe" ist auch ein indirekter Ausdruck für das, wofür man – mit einem anderen indirekten Ausdruck – im Deutschen sagt „mit jemandem schlafen". Das ist ziemlich falsch: Man will ja gerade nicht schlafen. Schlafen mag vielleicht ein Beiprodukt sein, aber es ist nicht der Zweck der Übung.

Die nicht-obszönen Ausdrücke sind indirekt, die direkten
aber sind obszön. Sie sind Ihnen allen bekannt, ich brauche sie also hier nicht erwähnen.
Es besteht also die paradoxe Tatsache, daß, wenn Sie die
sexuelle Beziehung zu einem anderen Menschen direkt
ausdrücken wollen, Sie obszön sprechen müssen. Wenn
Sie sich nicht obszön ausdrücken wollen, müssen Sie eine
Analogie (und oft sogar eine falsche) gebrauchen. Hier
zeigt sich, daß bei uns die Sexualität degradiert ist.
Dies waren Bemerkungen über das Unsagbare, das heißt
über Dinge, für die es zumindest noch kein Wort gibt, die
also im besten Fall von einem Menschen nur erlebt werden, für die er aber noch kein Wort hat.

Das Unaussprechliche

Das Unaussprechliche ist nicht undenkbar, es ist nicht
unsagbar, aber es ist tabu. Sie könnten es aussprechen,
Sie könnten es denken, aber wenn Sie ein anständiger
Mensch sind, sprechen Sie es nicht aus, zumindest nicht
innerhalb einer gewissen gesellschaftlichen Schicht.
Das Unaussprechliche hängt in jeder Gesellschaft sehr
stark von der sozialen Klasse ab, von der Kultur, der Bil-
dung und – was weitgehend dasselbe ist – vom Vermögen
des einzelnen. In der einen Schicht ist das Wort sehr wohl
aussprechbar, in der anderen ist es eben unaussprechlich.
Davon muß man eine zweite Art des Unaussprechlichen
unterscheiden: Es gibt ein Unaussprechliches, das überhaupt tabu ist. Ein Beispiel dafür ist der Name Gottes in
der hebräischen Tradition. Der Name Gottes darf nicht
ausgesprochen werden, weshalb er mit dem Wort „mein
Herr“ umschrieben werden muß. Den Namen Gottes aus-
zusprechen, ist eine Tabuverletzung. Oder nehmen Sie
das Wort „Profit“. Spinoza hat das Wort „Profit“ im Sinne
von „es nützt der Seele“, „es nützt der Entwicklung des
Menschen“, gebraucht.
Freiheit. Die Bedeutung „es nützt der eigenen Tasche“
wäre ihm nicht eingefallen. Das Wort „Profit“ als finanzi-

eller Profit kommt lange nach dem Wort „Profit" als einem Wohltuendem, für den Menschen und sein Wohlergehen Nützliches und Fördernden. Oder nehmen Sie den Begriff „Liebe". Da gibt es eine interessante etymologische Tatsache. Ich kann es leider hier nicht im einzelnen ausführen, man muß dazu auf das Sanskrit zurückgehen. „Liebe" hat dieselbe Wurzel wie „Lob", aber auch wie „Freude" und „Freiheit". Diese Worte drücken ein Erlebnis, einen Erlebniskomplex aus. Es gibt keine Liebe, bei der es nicht auch Freude, Freiheit und Loben gibt.

Es gibt ein altes französisches Volkslied, das sagt: *L'amour est L'enfant de la liberté* (die Liebe ist das Kind der Freiheit). In diesem Volkslied sehen Sie Liebe und Freiheit zusammengebracht. Heute wird dieser innere, tiefste Zusammenhang zwischen Liebe und Freiheit wohl kaum so empfunden, ganz im Gegenteil. Die meisten Menschen haben Angst, daß sie ihre Freiheit verlieren, wenn sie lieben, und können nicht glauben, daß die Liebe gleichzeitig die größte Entwicklung der Freiheit bedeutet.

Oder vielleicht darf ich Ihnen noch ein Beispiel aus dem Englischen geben, das ganz interessant ist. Im Mittelenglischen gibt es ein Wort: *to list*. Die Wurzel ist verwandt mit Lust, aber Lust ist eher eine physisch-sinnliche Kategorie, während *to list* im Mittelenglischen ausdrückt: „großes Interesse haben", „geneigt sein". So sagt man zum Beispiel heute noch im Englischen – das ist die einzige Form, in der dieses Wort noch steht: *a ship lists*, ein Schiff ist auf eine Seite geneigt. Ansonsten gibt es das Wort *to list* nur noch in der negativen Bedeutung: *listless* = unstimuliert, gelangweilt, ohne Lust, ohne aktives Interesse, apathisch. Sie sehen, daß sich das Negative in der Sprachentwicklung erhalten hat, sehr viele Menschen sind *listless*.

Verdrängung. Ich möchte noch in ganz verkürzter Form einen Gedanken zum Unbewußten vorbringen, weil er mir wichtig erscheint, nämlich die Frage: Was wird verdrängt? Nach Freud und nach unserer aller Auffassung werden gewöhnlich unsere schlechten Impulse, unsere Instinkte, das Unmoralische, das Schlechte und so weiter, verdrängt. Aber wir vergessen, daß auch das Gute verdrängt wird, weil es nicht zum, wie ich ihn nenne, Gesellschafts-Charakter paßt.

Nehmen Sie ein ganz einfaches Beispiel. Ein Kaufmann, selbständig, wohlhabend, versorgt seinen eigenen Laden noch im Alter. Es kommt ein junges Mädchen in den Laden, das zum ersten Ball geht. Es sieht ein Kleid und ist entzückt. Auch der Kaufmann sieht: Das ist das richtige Kleid für das Mädchen. Das Kleid kostet 150 Franken, und sie hat nur 120. Da hat der Kaufmann den Impuls zu sagen: „Also, liebes Fräulein, nehmen Sie's für 120". Er kann sich's leisten, es macht ihm Freude, Freude zu machen. Er wird es aber vielleicht nicht tun, weil er glaubt, dann ist er dumm. Dann handelt er kindisch. So ist doch kein erwachsener Mann, das ist ja romantisch.

Es wäre echte Liebe im ganz persönlichen Sinne, die ihn dazu motivieren würde, diese 30 Franken Profit nicht zu machen, dafür aber die Freude zu haben, diesem Mädchen ihren Lieblingswunsch zu erfüllen. Aber das muß er unterdrücken, weil die Gesellschaft sagt, ein rationaler Mensch handelt nicht so. Und dann hat er vielleicht in der Nacht einen Traum und er träumt, daß er das Mädchen mit dem Auto überfahren hat, und es stirbt. Der Traum vergrößert hier natürlich ungeheuer, aber er zeigt ein tiefes Schuldgefühl, weil er diesem Mädchen gegenüber eigentlich grausam gewesen ist. Er hat nicht gewagt, die kleine Unkonventionalität zu begehen, nämlich das Kleid ohne Profit wegzugeben.

Eine Ursache der Schuldgefühle, mit denen wir uns herumtragen, liegt darin, daß wir nicht nur das Schlechte, sondern auch das Beste in uns verdrängen, weil es nicht in die gesellschaftlich akzeptablen Normen fällt. Wir leben in einer Gesellschaft, die auf Erfolg und Profit aus ist, und nicht in einer, die auf Liebe aufgebaut ist. Daher schließt sich der, der im Sinne der Liebe handelt, vom gesellschaftlichen Denken selbst aus; man wird Outsider. Der Kaufmann in unserem Beispiel kann das kaum seiner Frau erzählen, denn die würde ihm sagen: „Du Dummkopf". Noch weniger kann er es seinen Kollegen

sagen; er würde seinen Kredit verlieren, weil er halb geistes-
schwach ist.

Wahrheit. Es wird nun nicht nur das Gute in uns verdrängt,
sondern – wie mir scheint – zum größten Teil auch die
Wahrheit. Wir leben in einer Welt, die einem Kehrichthau-
fen von Illusionen und Schwindel gleicht. Entschuldigen
Sie, ich will damit niemanden beleidigen, aber das ist meine Auffassung. Wir verdrängen nicht so sehr das Schlechte in uns, sondern weigern uns, die Wahrheit zu sehen,
die wir eigentlich alle kennen. Denn ich glaube, im Grun-
de genommen wissen wir alles. Dafür gibt es viele Anzei-
chen, die das beweisen. Wenn man einem Menschen die
Wahrheit auf den Kopf zusagt, dann fällt es ihm sehr
schwer, sie zu verleugnen. Gewöhnlich ist die Wahrheit
mit viel Bitterkeit, Haß und Entstellungen verknüpft; sagen Sie aber einem Menschen in freundlicher Weise die
Wahrheit über ihn, wie das zum Beispiel ein Psychoanalytiker tun sollte, dann allerdings wird der Mensch gewöhnlich gar nicht ärgerlich, sondern erlebt einen Schock,
einen sehr positiven Schock.

Aber leider ist das nur in Ausnahmefällen möglich, denn
wenn die Menschen die Wahrheit sehen würden, müßten
sie anders handeln, und wenn sie anders handeln würden,
dann könnten sie nicht so bleiben, wie sie sind, und dann
gerieten sie in einen Konflikt mit der Gesellschaft, mit
ihrem Erfolgsstreben, mit vielen, vielen Dingen, die ihnen heilig sind. Und deshalb ist es fast zwangsläufig, daß
man zwar die Wahrheit weiß, aber gleichzeitig dieses Wissen von der Wahrheit verdrängt.

Ich bin im Laufe von vielen Jahrzehnten zu der festen
Überzeugung gekommen, daß wir zwar viel Schlimmes in
uns verdrängen – aber wer will entscheiden, was wirklich
schlimm ist. Was wir aber am meisten verdrängen, das ist
die Wahrheit, weil die für unsere ganze Lebensweise das
Gefährlichste ist.

Balint-Gruppen in China

Walter Pöldinger

Vom 10. bis 24. Oktober 1982 fand in Chengdu in der Provinz Sichuan ein „National Seminar on Mental Health in General Health Care", in Zusammenarbeit mit der Weltgesundheitsorganisation statt.

Frau Professor Shen Yucun, Direktor des Instituts für seelische Gesundheit am „Beijing Medical College", war der nationale Koordinator und Professor Liu Xiehe vom „Sichuan Medical College" in Chengdu/Sichuan war für den lokalen Ablauf verantwortlich. Die Weltgesundheitsorganisation war durch den Direktor der Abteilung für seelische Gesundheit, Prof. Norman Sartorius, Genf, vertreten und die organisatorischen Anliegen der Weltgesundheitsorganisation waren durch Dr. N. Shinfuku, „Regional Adviser in Mental Health and Drug Dependence" vom WHO-Büro für den westlichen Pazifik in Manila durchgeführt worden. Die Weltgesundheitsorganisation stellte dem Chinesischen Institut für seelische Gesundheit, Professor J.E. Cooper von der Psychiatrischen Universitätsklinik in Nottingham, Prof. Hitoshi Ishikawa, Leiter der Abteilung für Psychosomatik an dem „Medical College" der Universität Tokio, Prof. Isaak Marks vom „Maudsley Hospital", London, und den Referierenden als Berater zur Verfügung.

Die vom Institut für seelische Gesundheit in Peking gewünschten Themen betrafen vor allem das Gebiet der Neurosen und der psychosomatischen Erkrankungen sowie deren Behandlungen. Prof. Cooper vertrat vor allem die Epidemiologie und die klinischen Aspekte, Prof. Ishikawa referierte über autogenes Training und Prof. Marks vorwiegend über Verhaltenstherapie. Dem Referierenden war es vorbehalten, über psychodynamische Aspekte zu sprechen. Zunächst einmal muß als beachtliche Leistung registriert werden, daß die vier Berater bis Ende August je sieben Manuskripte im Umfang von ca. 15 Seiten in englischer Sprache nach Peking geschickt hatten, und daß diese 28 Vorlesungen am 10. Oktober ins Chinesische übersetzt und in Buchform gebunden vorlagen.

Das Seminar wurde derart gestaltet, daß neben den je sieben Vorlesungen der Berater und zwei Vorlesungen von Prof. Sartorius auch noch einige Vorlesungen in Chinesisch von Chinesen für Chinesen gehalten wurden, diese lagen aber den Beratern in englischer Übersetzung vor. Eine Hauptaufgabe bestand aber darin, daß täglich mindestens drei bis vier Stunden lang in je vier Gruppen alle Vorlesungen diskutiert wurden. Die Leiter der vier Gruppen waren die vier von der Weltgesundheitsorganisation zur Verfügung gestellten Berater.

Es zeigte sich gleich zu Beginn des Seminars, daß besonders großes Interesse an praktischen Fragen, vor allem in therapeutischer Hinsicht, bestand, während theoretische Aspekte erst in zweiter Linie interessant erschienen. Der Referierende konnte auch in der Diskussion zu seinen Vorlesungen über Neurosen, psychosomatischer Erkrankungen, lavierte Depressionen und Psychotherapie feststellen, daß sich die Teilnehmer vor allem praktische Therapiehinweise erhofften. Dagegen wurde auch der Geschichte der Psychosomatik und der Geschichte der Psychotherapie großes Interesse entgegengebracht, wobei es sich leicht feststellen ließ, daß die Namen der Pioniere der Tiefenpsychologie den Teilnehmern durchaus zumindest den Namen nach bekannt waren.

In den Vorlesungen über Verhaltenstherapie hatte Prof. Marks von Anfang an Videotapes über verschiedene Verhaltenstherapien gezeigt, und auch schon in der ersten Vorlesung hatte er mit Hilfe des Übersetzers und eines chinesischen Psychiaters die Verhaltenstherapie einer Zwangsneurose begonnen, welche am Ende des Seminars durch den von Prof. Marks supervidierten chinesischen Kollegen innerhalb von 16 Stunden Gesamtbehandlungszeit deutlich gebessert wurde.

Obwohl der sprachlichen Schwierigkeit wegen nicht vorgesehen, hat sich der Referierende dann jedoch rasch entschlossen, nach einer Vorlesung über die Methoden von Michael Balint und vor allem über Balint-Gruppen Modell-Gruppen durchzuführen. Dies war innerhalb der Gruppendiskussionen, an denen jeweils 20 Teilnehmer teilnahmen, insgesamt dreimal für die Dauer einer Stunde möglich. Als Dolmetscher fungierten chinesische, voll ausgebildete Psychiater, welche der englischen Sprache sehr gut mächtig waren.

In der ersten Balint-Gruppe am 19. Oktober 1982 wurde zunächst versucht, aus den 20 Teilnehmern einen inneren und einen äußeren Kreis zu bilden. Auf die Frage, wer nun über seine Erfahrungen und Problem im Umgang mit einem Patienten referieren möchte, meldete sich umgehend eine chinesische Neurologien und berichtete von einem 45jährigen Patienten, der an einer paroxysmalen Tachykardie litt, die sich über Jahre hinaus als therapieresistent erwies, so daß der Patient der neurologischen Ambulanz zur Abklärung und evtl. Therapie zugewiesen wurde. Nach der Schilderung der Symptome und der Umstände, unter welchen die paroxysmale Tachykardie aufgetreten war, wurde ausführlich über das Leben dieses Arbeiters berichtet, welcher auf dem Lande aufgewachsen war, jetzt aber in städtischer Umgebung lebte. Auf meine Frage hin, daß ich den Patienten eigentlich noch nicht plastisch vor mir sehe und vor allem mehr über seine jetzige Familie wissen wolle, begann die chinesische Kollegin weiterzuerzählen. Ich machte nun sehr rasch die Entdeckung, daß das Nichtbeherrschen der Sprache für den Gruppenleiter nicht nur Nachteile hat, sondern auch Vorteile. Wenn man nämlich der Sprache der Gruppenteilnehmer nicht mächtig und auf die Übersetzung angewiesen ist, dann beobachtet man natürlich viel genauer alle emotionalen Äußerungen. So konnte ich kurze Zeit, nachdem die Kollegin begonnen hatte, die

jetzige Familie des Patienten und deren Beziehungen
zu schildern, feststellen, daß plötzlich mindestens zehn
Gruppenmitglieder gleichzeitig laut und erregt zu sprechen begannen.
Als sich die Aufregung einigermaßen gelegt hatte, sagte
ich, daß ich jetzt keine Übersetzung hören wollte, sondern zunächst einmal eine Beobachtung mitteilen wollte. Es sei mir – gewohnt, in Ruhe und in geregelter Abfolge
zu diskutieren – aufgefallen, daß jetzt plötzlich mehrere
Kollegen und Kolleginnen gleichzeitig mit lauter Stimme
und merkbar erregter Emotionalität gesprochen hätten.
Daraufhin begann mein Übersetzer mir die Aussagen in
englischer Sprache näher zu bringen. Als er sagte, daß
dieser Patient mit zwei Frauen lebe, kam es erneut zu einer heftigen Erregung, indem diejenigen Kollegen, welche der englischen Sprache mächtig sind, wieder laut
dazwischen zu rufen begannen, daß dies nicht stimme,
und schließlich wurde mir mitgeteilt, daß es sich um einen Übersetzungsfehler handle, daß nämlich dieser Patient nicht zwei Frauen, sondern zwei Kinder habe, was bei
der üblichen Ein-Kinder-Familie in China schon auffallend
sei. Als man daraufhin darüber zu diskutieren begann, ob
es sich überhaupt um eine paroxysmale Tachykardie handle, und ob diese generell kardiologisch oder psychologisch
bedingt sei und wie die prozentuellen Heilungschancen
seien, konnte ich die Teilnehmer darauf hinweisen, daß
sie versuchten, einer heiklen Thematik auszuweichen,
indem sie im Sinne der Generalisierung nur über das
Krankheitsbild als solches und nicht über den Patienten
sprachen.
Ich konnte schon bei dieser ersten chinesisch-englischen
Balint-Gruppe die Beobachtung machen, daß die notwendige Übersetzung nicht nur Nachteile hatte, sondern sogar
einen Vorteil. Dadurch, daß ich die Originalsprache nicht
verstand, war meine emotionale Aufmerksamkeit um so
größer und ich konnte daher das emotionale Geschehen in
der Gruppe viel deutlicher wahrnehmen. Durch das fehlen-
de Sprachverständnis waren gewissermaßen meine emotionalen Antennen besonders sensibel.

In der 2. Balint-Gruppe wurde über einen 35-jährigen Chirurgen berichtet, der zwar die bestmögliche Medizinerausbildung in China erhalten und mit dem akademischen Doktortitel abgeschlossen hatte. Trotz seiner guten Ausbildung war er aber an einem sehr peripheren Spital in eher untergeordneter Stelle tätig. Er leidet seit zwei Jahren an hartnäckigen Schlafstörungen, die durch nichts zu beheben sind, sowie an depressiven und reizbaren Verstimmungszuständen von kurzer Dauer. Die Verabreichung von Antidepressiva hatte weder seine Schlafstörungen noch seine Verstimmungszustände beeinflußt. Nach der Schilderung seiner Herkunft und seines Werdeganges sowie der Familiensituation mit einem Kind, wurde dann darüber berichtet, daß dieser Chirurg vor 2 1/2 Jahren einen Patienten, der an einem akuten Abdomen litt, aber in sehr schlechtem Zustand war, operiert hatte. Dieser Patient verstarb während der Operation. Obwohl der Kollege keinen Fehler gemacht hatte, quälte er sich sehr mit diesem Problem. Das Problem war auch im Kollegenkreis besprochen worden und man hatte den Eindruck, daß er zwar keinen Fehler gemacht habe, aber vielleicht die Operation zu einem Zeitpunkt begonnen hatte, als der Zustand für eine Operation schon zu schlecht war.
Zunächst drehte sich die Diskussion um die Schuldfrage, sprang aber dann sehr rasch auf das Thema über, warum sich der gut ausgebildete Chirurg in einer beruflich sehr inferioren Situation befand. Der behandelnde Psychiater konnte jedoch darauf keine Antwort geben. Plötzlich meldete sich ein Kollege ziemlich emotional und bot eine Lösung an. Ein nachträgliches Interview zeigte, daß dieser Kollege noch nie von Balint-Gruppen etwas gehört hatte, und schon gar nicht von Flash. Dieser Kollege meinte, der Chirurg habe die Operation vielleicht deswegen in einem Zustand gewagt, bei welchem ein anderer nicht mehr operiert hätte, weil er hoffte, vielleicht doch noch erfolgreich operieren zu können und sich dadurch auszuzeichnen. Vielleicht hätte dies dann zur Folge, daß ihm eine bessere Stelle angeboten würde. Als ich neuerlich die Frage der inferioren primären Stellung zur Diskussion

stellte, begann die Gruppe zu generalisieren, nahm auch
mit Interesse meine Deutung entgegen, ohne jedoch von
der Generalisierung abzuweichen.
In der Balint-Gruppe wurde schließlich eine 36-jährige
Frau vorgestellt, eine Arbeiterin mit einfacher Schulbil-
dung. Die Familie hatte drei Kinder und vor 16 Jahren
starb der letztgeborene Sohn als Kleinkind. Seither leidet die Patientin an Tachykardie sowie Schlafstörungen
und im EKG findet man gelegentlich Hinweise auf eine
Ischämie. Eine Hypotonie mit Werten von RR 80/60 sei
angeblich kaum medikamentös beeinflußbar. Zunächst
wurde wieder kurz darüber diskutiert, um welche Art von
Erkrankung es sich wohl handeln könne, wenn es innerhalb von 16 Jahren nicht möglich sei, eine Tachykardie und
eine Hypotonie zu beherrschen. Später wollte jemand
mehr über den Ehemann wissen, der ebenfalls Arbeiter
ist, und ein anderer Kollege wollte schließlich mehr über
die Großfamilie wissen. Dabei stellte sich heraus, daß die
Familie in einer mißlichen Situation ist, da beide Ehepart-
ner hart arbeiten müssen, um die Familie erhalten zu
können. Die Mutter habe daher auch nicht die Zeit zum
Kochen, und dies würde eigentlich normalerweise die
Großmutter, nämlich die Mutter der Frau, die im gleichen
Hause wohnt, besorgen. Diese Frau leide aber an den Folgen eines Schlaganfalles und könne ihrer Lähmung wegen für die Familie nicht kochen. Es wurde dann darüber
diskutiert, daß dies wohl eine schwierige Situation sei,
aber noch lange kein Grund für die anhaltenden Beschwer-
den. Erst gegen Ende der Gruppe berichtete jene Kollegin, welche den Fall vorgestellt hatte, daß der Sohn vor
16 Jahren bei einem Verkehrsunfall ums Leben gekommen sei und der Lenker eines Lastwagens die Schuld trage. Das Gericht habe daraufhin der Familie eine finanzielle
Entschädigung versprochen. Diese werde aber bis heute
nicht ausbezahlt, da der Schuldige bzw. seine Firma bis
heute immer Ausflüchte gebrauchte, warum das Geld
noch nicht bezahlt worden sei. Ständig müßten die Ge-
richte bemüht werden. Die Gruppe kam dann rasch über-
ein, daß es nicht sinnvoll sei, die Behandlungsversuche wie

bisher fortzusetzen, sondern daß es jetzt vielleicht darum
gehe, der Familie bei dem Versuch zu helfen, das Geld
endlich zu bekommen. Die Kollegin, die den Fall vorgestellt hatte, war dann sehr betroffen, daß sie eigentlich
daran bisher nicht gedacht habe. Daraufhin wurde sofort
wieder generalisiert und es entspann sich eine Diskussion
darüber, wie man denn genauer untersuchen solle, wenn
man keine Zeit dazu habe. Vor allem sei die ärztliche Situation so, daß vor lauter akuten Fällen kaum Zeit sei, mit
den Patienten ausreichend zu sprechen. Ich machte daher abschließend geltend, daß dieses Problem nicht nur
ein reines Zeitproblem darstelle, und daß es den Leuten,
die an Balint-Gruppen mitmachen, leichter möglich werde, auch in kürzerer Zeit emotionale Zusammenhänge zu
erkennen. Ich wies auch auf das Buch *5 Minuten pro Patient* von Balint hin und versuchte, die Zeitproblematik in
seinem Sinne zu erklären.
Bei einer Schlußbesprechung aller Teilnehmenden zeigte
es sich, daß die Balint-Arbeitsgruppen auf größtes Interesse gestoßen war. Man fragte aber, woher man Gruppenleiter nehmen solle. Ich machte den Vorschlag, daß jener
Psychiater, der diese drei Balint-Gruppen übersetzt hatte,
doch nun einmal versuchen sollte, selbst eine derartige
Gruppe zu leiten. Er versprach mir, über diese Versuche zu
schreiben, und ich hoffe sehr, daß ich in absehbarer Zeit
von ihm einen Brief bekommen werde.
Zusammenfassend war es für mich interessant zu sehen,
wie rasch Balint-Arbeit begonnen werden kann, auch mit
Kollegen, welche bisher höchstens den Namen Michael
Balint gehört haben, ohne sich unter Balint-Arbeit etwas
Rechtes vorstellen zu können. Überraschenderweise be-
standen keinerlei Hemmungen, sofort Fälle vorzustellen,
die Mitarbeit der Kollegen war von Anfang an gegeben
und meine Interpretationen ihres emotionalen Verhal-
tens wurden zwar mit Überraschung, aber in keiner Weise
ablehnend genommen. Besonders interessant fand ich
die Selbstbeobachtung, daß man, wenn man die Sprache
nicht versteht und übersetzt werden muß, besonders
sensibel für das emotionale Geschehen in der Gruppe

wird, und dies ist ja wohl ganz im Sinne von Michael Balint. Außerdem empfand ich es als kleinen Dank an Michael Balint, in einem so großen Land wie China seine Methode vorstellen zu können. Dies vor allem deswegen, weil sehr großes Interesse an Fragen der Psychotherapie besteht, aber andererseits das Ausbildungsproblem große Anforderungen stellt. Ich hoffe, daß hier tatsächlich die Methode nach Michael Balint wegweisend werden könnte.

Im Jahr 1998 erschien nach sechsjähriger Übersetzungsarbeit das Buch „Der psychosomatisch Kranke in der Praxis" auch in chinesischer Sprache, im Juni 1998 wird in Weihai in der Provinz Shandong zum ersten Mal ein Kongreß zum Thema Psychosomatische Krankheiten im weiteren Sinne stattfinden, der auch unter dem Zeichen des „Ascona-Modells" (WHO) stehen wird.

Portrait von Prof. Dr. med. Dr. h.c. Boris Luban-Plozza

Boris Luban-Plozza wurde am 29. Juni 1923 in St. Gallen als Sohn eines praktischen Arztes geboren. Er ist Bürger von Augio, Graubünden und Ehrenbürger von Braggio und Grono. Seit 1953 mit Wilma verheiratet; vier Kinder. Er studierte in Genf, Basel und Bern Medizin.

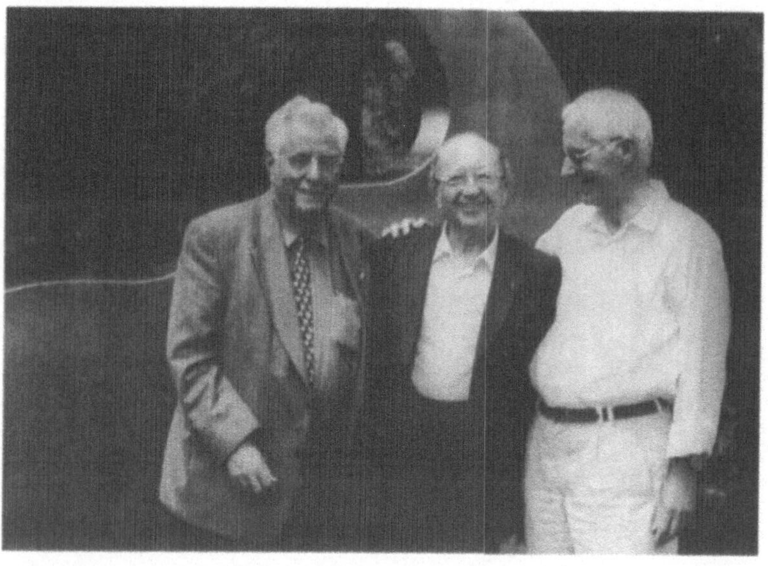

Er war bis 1966 als Landarzt im Calancatal und Klinikleiter in Grono, Südschweiz, tätig. Dort leitete er sieben Mal das internationale „Kolloquium des praktischen Arztes" unter Mitwirkung u.a. von Michael Balint, Walter

Rudolf Hess, Hans Krayenbühl, Wilhelm Löffler, Jost A. Meerloo. Ab 1966 Praxis in Locarno und Leitung der Station für psychosomatische Medizin an der Klinik Santa Croce, Orselina. Seit 1992 konsiliarisch tätig.
Boris Luban-Plozza ist Oberstleutnant im Sanitätskorps der Schweizerischen Armee.
1962 war er Delegierter des Bundesrates an der Weltkonferenz für Gesundheitserziehung in Philadelphia.
1966 erhielt er die venia legendi für Psychiatrie in Rom und nahm seine Vorlesungstätigkeit an der Universität Mailand auf. Erstmals wurde in Italien zur Ausbildung der Medizinstudenten und Assistenzärzte Psychosomatik eingeführt.
1973 wurde Boris Luban-Plozza zum Honorarprofessor an der Universität Heidelberg ernannt.
1979–1984 hielt er Vorlesungen in Medizinischer Psychologie an der Universität Fribourg. 1984 war er Gastprofessor an der University of California (Familienmedizin), ferner beim University College of Medicine in Seoul, im Institute of Public Health sowie an der Universität der Philippinen in Manila eingeladen.
Herausgeber von: „Praxis der Balintgruppen; Beziehungsdiagnostik und -therapie", 2. Auflage 1984, und zusammen mit Enid Balint, 1974–1987, 9 Bände zu Patientenbezogener Medizin: „Balint-Methode in der medizinischen Ausbildung", „Psychotherapie in der ärztlichen Sprechstunde", „Einführung in die Balint-Gruppenarbeit", „Studenten-Balint-Gruppen", „Sprache des Kranken – Sprache des Arztes", „Kommunikation in Balint-Gruppen", „Einführung in die analytische Psychotherapie", „Klinische Wege zur Balint-Arbeit", „Die Arzt-Patienten-Beziehung im Krankenhaus".
Autor – zusammen mit W. Pöldinger, F. Kröger und K. Laederach – des Buches „Der psychosomatisch Kranke in der Praxis", das in der 6. Auflage (deutsch) erschien und englisch, italienisch, französisch, spanisch, portugiesisch, ungarisch, polnisch, russisch, rumänisch, slowenisch, japanisch, chinesisch, ukrainisch übersetzt ist; im weiteren mit L. Knaak, H.-H. Dickhaut: „Der Arzt als Arznei", nun-

mehr in der 7. Auflage; M. Delli Ponti, H.-H Dickhaut:
„Musik und Psyche – Hören mit der Seele –„; D. Ritschl:
„Familie: Risiken und Chancen – eine therapeutische
Orientierung-“; H.-H. Dickhaut: „Schlaf' Dich gesund –
Entspannungswege bei Streß“, 9. Auflage 1998, u.a. mehr.
Darüber hinaus hat Boris Luban-Plozza weitere Werke
zu Themen der psychosomatischen und psychosozialen
Medizin sowie zur Psychohygiene, teils allein verfaßt, teils
herausgegeben.
Boris Luban-Plozza bemüht sich um die Ausbildung der
Medizinstudenten und des Personals im Bereich der Kran-
kenpflege sowie um die Fort- und Weiterbildung der Ärzte.
Zu diesem Zweck entwickelte er in Ascona das von der
Weltgesundheitsorganisation (WHO) und vom Europarat
geförderte „Ascona-Modell“ sowie die Monte Verità-Gruppen als Experten – Patienten – Familiengespräche, mit
direktem Miteinbezug von betroffenen Kranken. Er gründete in Ascona das Balint-Dokumentationszentrum und
1968 die Internationalen Treffen und Gespräche (Wege
zur Gesundheit), 1976 wurden auch die internationalen
Balint-Preise für Studenten und 1990 für den Bereich
Gesundheits- und Krankenpflege (mit dem Schweiz. Ro-
ten Kreuz) eingeführt.
1968 wurde Boris Luban-Plozza mit dem Italienischen
Regierungs-Kulturpreis ausgezeichnet. Die Michael-Balint-
Medaille wurde ihm von der Deutschen Balint-Gesellschaft, der Ungarischen Gesellschaft für Medizin sowie
von der neu gegründeten Südafrikanischen Balint-Verei-
nigung überreicht. Boris Luban-Plozza wurde von der St.
Petersburger Psychiatrischen Gesellschaft, vom Wissen-
schaftsrat des Bechterew Institutes in St. Petersburg,
von der Rumänischen Akademie der Wissenschaften, von
der Ungarischen Psychiatrischen Gesellschaft und von
der Indian Association for Social Psychiatry zum Ehrenmitglied ernannt.
1982 wurde er mit dem „Target Award“ der Universität
Dokkyo, Japan, für seine Verdienste um die Forschung
und um die internationale Ausbildungstätigkeit, 1987
mit dem Premio San Lucas für humanistische Medizin in

Barcelona und mit der Auszeichnungsplakette der ungarischen Akademie der Wissenschaften geehrt. 1992 erfolgte die Verleihung der Auenbrugger-Medaille der Universität in Graz und die Übergabe des Österreichischen Ehrenkreuzes für Wissenschaft und Kunst 1. Klasse.

Als einziger Ausländer erhielt Boris Luban-Plozza 1988 vom italienischen Staatspräsidenten die Verdienstmedaille des Gesundheitswesens „für sein pionierhaftes Engagement als akademischer Lehrer und Forscher".

Er ist Ehrenmitglied der Sociedaad Internacional de Nuevas Ciencias da la Conducta, Buenos Aires, der Sociedade Brasileira de Médicos Escritores, Rio de Janeiro, der Tunesischen und Rumänischen Ärztevereinigung, der Polnischen Gesellschaft für Psychiatrie, der Tschechischen Purkinje Medizinischen Gesellschaft, der Polnischen Akademie für Medizin sowie der International Medical Sciences Academy, New Delhi und verschiedener anderer wissenschaftlicher Gremien; Ehrenpräsident der Internationalen Erich-Fromm-Stiftung.

Im weiteren ist er Vizepräsident der Stiftung Pro Senectute Schweiz und Präsident der Kommission Gesundheit + Familie der Schweiz. Gemeinnützigen Gesellschaft.

Er wurde anläßlich seines 65. Geburtstages mit dem Kulturpreis der Regierung des Kantons Graubünden ausgezeichnet („in Anerkennung der unermüdlichen und ausschlaggebenden Tätigkeit auf dem Gebiete der psychosomatischen Medizin und der Sozialpsychiatrie").

Am 22. März 1989 bekam Boris Luban-Plozza den Albert Schweitzer International Prize for Humanities „für humanitäre Verdienste und Pionierleistungen auf dem medizinischen und musiktherapeutischen Gebiet" in den USA und erhielt 1997 die Albert Schweitzer Golden Ground Medal.

Anläßlich des 17. Internationalen Balint-Treffens am Monte Verità überreichte ihm die Gemeinde Ascona die Ehrenurkunde. Von der Stadt Ljubljana erhielt er 1992 die Ehrenurkunde für „hervorragende Verdienste auf sozialem, humanitärem und wissenschaftlichem Gebiet" und von der Universität Ljubljana 1994 die Ehrenmedaille. Ebenfalls 1994 wurde ihm in Tokyo die Ehrenmedaille des Tokyo Medical College übergeben, 1996 der Universität Gdansk und Poznan. 1993 Honorarprofessur der Universität Bukarest, 1996 der Universität Kiew, Kharkov, Buenos Aires. 1994 wurde er Mitglied des Wissenschaftlichen Beirates des Institutes für Familienforschung und -beratung der Universität Fribourg. Die Polnische Akademie der Wissenschaften hat ihn 1995 mit dem Internationalen Goldenen Stern „Merit For Humanism" ausgezeichnet, die Universität Leipzig mit der Ehrenurkunde „für seine Verdienste um die Psychosom. Medizin und die Förderung der studentischen Forschung".

Die Universitäten Szeged (1989); Cluj-Napoca (1993); Jasi, Constanta, Bukarest (1994); Kiew, Odessa, Dniepropetrovsk (1996) haben Boris Luban-Plozza die Würde eines Dr. h.c. verliehen. Die Universität Pécs hat ihn 1996 zum Ehrensenator, die Universität Budapest (Semmelweis) zum Honorarkonsul, die Universität Buenos Aires (de Flores) zum Ehrendoktor der Psychologie, die Universität für Musik in Bukarest zum Ehrendoktor ernannt; die Stadt Spoleto hat ihm eine Ehrenurkunde mit Goldmedaille übergeben, Ascona hat ihn zum „Citojén émerite" und „Botschafter von Ascona in der Welt" ernannt.

The Editorial Director International
Biographical Centre Cambridge, England

Literatur

Antonovsky A (1984) Unraveling the mystery of health. How people manage stress and stay well. Jossey Bass Publishers, San Francisco London

Balint M (1965) Der Arzt, sein Patient und die Krankheit. Klett, Stuttgart

Balint M (1968) 5 Minuten pro Patient. Klett, Stuttgart

Bossle L (Hrsg) (1986) Wirkung des Schöpferischen – Kurt Herberts zum 85. Geburtstag. Creator Verlag, Würzburg

Christ HM (1998) Zum Begriff der Krise in der medizinischen Anthropologie Viktor von Weizsäckers. Dissertation, Aachen

Christian P, Haas R (1949) Wesen und Formen der Bipersonalität. Enke, Stuttgart

Clyne M (1977) Michael Balints Leistung für Allgemeinmedizin, In: Eicke D (Hrsg) Die Psychologie des 20. Jahrhunderts, Bd III. Kindler, Zürich

Evidence-Based-Medicine: Publikationen aus der medizinischen Weltliteratur. Zuckschwerdt Verlag, Gemmering 6/1997

Frank AW (1995) The wounded storyteller – body, illness and ethics. The University of Chicago Press, Chicago

Frühwald W (1993) Das Forscherwissen und die Öffentlichkeit – Überlegungen zur „Laisierung" wissenschaftlicher Erkenntnisse. In: Wilke G et al. (Hrsg) Horizonte – Wie weit reicht unsere Erkenntnis heute? S Hirzel, Wissenschaftliche Verlagsgesellschaft, Stuttgart

Gay P (1989) Freud – Eine Biographie für unsere Zeit. S Fischer, Frankfurt a Main

Giesecke M, Luban-Plozza B, Rappe-Giesecke K (Hrsg) (1983) Kommunikation in Balint-Gruppen. G Fischer, Stuttgart New York

Heinrich G, Obliers K, Köhle K (1997) Welche Fähigkeiten fördert Problemorientiertes Lernen? Evaluation eines Erstsemester Tutoriums. Med Psychologie, Köln

Kielholz P, Pöldinger W (1991) Der depressive Arzt und sein Patient. Springer, Berlin Heidelberg New York Tokyo

Knoepfel HK (Hrsg) (1980) Einführung in die Balint-Gruppenarbeit

Knoepfel HK (Hrsg) (1984) Einführung in die analytische Psychotherapie. G Fischer, Stuttgart New York

Kriz J (1997) Chaos, Angst und Ordnung – Wie wir unsere Lebenswelt gestalten. Vandenhoeck & Ruprecht, Göttingen

Kröger F, Luban-Plozza B (Hrsg) (1982) Studenten-Balint-Gruppen. G Fischer, Stuttgart New York

Kröger F, Luban-Plozza B (1982) Studenten-Balint-Gruppe – Eine Erweiterung der medizinischen Ausbildung. G Fischer, Stuttgart New York

Landmann R (1988) Ascona Monte Verità. Ullstein Sachbuch Nr. 34013

Luban-Plozza B, Dickhaut H-H (1998) Schlaf' Dich gesund! Entspannungswege bei Stress. Anleitungen für das Autogene Training und für das Psychosomatische Training, 9. Aufl. TRIAS-G Thieme, Stuttgart

Luban-Plozza B, Loch W (Hrsg) (1979) Psychotherapie in der ärztlichen Sprechstunde. G Fischer, Stuttgart New York

Luban-Plozza B, Loch W (1980) Balint-Gruppen-Leitung: Einige Hinweise zur Praxis und Problematik. Schweiz Rundschau Med (Praxis) 69, 29: 1021–1025

Luban-Plozza B, Osterwalder R (1997) Depression – Schwermut – Melancholie. Schweizerische Gemeinnützige Gesellschaft, Zürich

Luban-Plozza B, Egle U, Schüffel W (Hrsg) (1978) Balint-Methode in der medizinischen Ausbildung. G Fischer, Stuttgart New York

Luban-Plozza B, Drees A, Gebhard E (Hrsg) (1982) Sprache des Kranken – Sprache des Arztes. G Fischer, Stuttgart New York

Luban-Plozza B, Petzold E, Mattern Hj, Bergmann G (Hrsg) (1987) Brücken von der Psychosomatik zur Allgemeinmedizin. Springer, Berlin Heidelberg New York Tokyo

Luban-Plozza B, Delli Ponti M, Dickhaut H-H (1988) Musik und Psyche – Hören mit der Seele. Birkhäuser, Basel Boston Berlin (Abdrucke 1993, 1995)

Luban-Plozza B, Pöldinger W, Kröger F, Laederach K (1995) Der psychosomatisch Kranke in der Praxis, 6. Aufl. Schwabe, Basel Stuttgart

Luban-Plozza B, Laederach K, Knaak L, Dickhaut H-H (1996) Der Arzt als Arznei. Das therapeutische Bündnis mit dem Patienten, 7. Aufl. Deutscher Ärzteverlag, Köln

Luban-Plozza B, Petzold U, Petzold ER, Otten H (1998) Grundlagen der Balintarbeit. Beziehungsdiagnostik und Therapie. Bonz-Verlag, Leinfelden Echterdingen

Ludwig-Becker F, Petzold ER, Neuser J et al. (1997) Leuchtturmprojekt – Aktionsprogramm „Qualität der Lehre" des Landes NRW

Ludwig-Becker F, Schwarte A, Perlitz V, Petzold ER (1997) Spreading Balints method within a Medical College Clinic. Poster, Internationales Balint-Treffen, Mircea/Rumänien, September
Luhman N (1997) Die Gesellschaft der Gesellschaft. Suhrkamp, Frankfurt am Main
Mannoni O (1971) Freud. Rowohlt, Hamburg
Materialien zum Reformstudiengang Medizin an der FU Berlin. Bersion 12/93
Monte Verità – Berg der Wahrheit (1978) Ausstellungskatalog. Electa Editrice
Petzold A, Petzold ER, Schüffel W (1998) Anamnesegruppen – bewußt erlebte Sozialisation zum Arzt. In: Studt HH, Petzold ER (Hrsg) Handbuch zur Psychotherapeutischen Medizin. de Gruyter, Berlin
Petzold E (1983) Die Schatten der Vergangenheit. Psycho 2: 216–220
Petzold E, (Hrsg) (1984) Klinische Wege zur Balint-Arbeit. G Fischer, Stuttgart New York
Petzold E (1990) Psychosomatische Medizin heute. Der Augenarzt 24: 133–140
Petzold E (1991) Klinische Psychosomatik und Allgemeinmedizin – Fragen, Aufgaben, Methoden und Ergebnisse. 16. Westdeutsches Psychotherapieseminar, Aachen
Petzold E (1993) Balint-Arbeit und Monte Verità-Gruppen als Teil des Ascona-Modells. Klinikarzt 11/22: 485–489
Petzold E, Beck V (1993) Der alternde Mensch und sein Umfeld. Forum Galenus Mannheim. Sonderband Ascona 1993. Universitätsverlag, Jena
Petzold E, Kaemmerer W (1986) Von C.G. Jung bis Gregory Bateson – Familientherapeutische Marginalien. Analyt Psychol 17: 205–221
Pöldinger W (1986) Gesichter der Depression. Informationen zum gleichnamigen Film bei Duphar Pharma, Hannover mit Interscience Film. Duphar, Heidelberg
Pöldinger W (1992) Kulturelle Psychologie und Psychiatrie. G Braun, Karlsruhe
Pöldinger W (1993) Monte Verità-Gruppen. In: Petzold E, Beck V (Hrsg) Der alternde Mensch und sein Umfeld. Universitätsverlag, Jena
Pöldinger W (1993) Prof. Dr. med. Dr.h.c. Boris Luban-Plozza. In: Petzold E, Beck V (Hrsg) Der alternde Mensch und sein Umfeld. Universitätsverlag, Jena
Pöldinger W, Weiss G (1983) Beziehungsdiagnostik und -therapie. Springer, Berlin Heidelberg New York Tokyo

Remmler H (1989) Der Königssohn, der sich vor nichts fürchtet.
   Kreuzverlag, Stuttgart
Schüffel W (1998) Neue Kooperationsformen im Gesundheitswesen:
   Gibt es eine ärztliche Orientierung? 6. Wartburggespräche, Bad
   Nauheim, 25.–27. Januar 1998
Schüffel W, Brucks U, Johnen R, Köllner V, Lamprecht F, Schnyder U
   (Hrsg) (1998) Handbuch der Salutogenese. Ullstein Medical
Spadino R (1987) „Grüß Gott, Herr Doktor". Terra Grischua Verlag
Stocke W (Hrsg) (1986) Die Arzt-Patienten-Beziehung im Kran-
   kenhaus. G Fischer, Stuttgart New York
Stubbe M, Petzold E (Hrsg) (1996) Studentische Balint-Arbeit.
   Beziehungserlebnisse im Medizinstudium – 20 Jahre Balint-
   Preis Ascona. Schattauer, Stuttgart New York
Thomä H, Kächele H (1985) Lehrbuch der psychoanalytischen The-
   rapie. Springer, Berlin Heidelberg New York Tokyo
Verdeau-Pailès J, Luban-Plozza B, Delli Ponti M (1995) La „troisième
   oreille" e la pensée musicale. Ed JM Fuzlau, Paris
Wagner W, Cimander KF (1988) Gesichter der Depression – Auszüge
   aus einem Gespräch zwischen Betroffenen und Ärzten. In: Zappe
   HA, Mattern Hj, Petzold E (Hrsg) Brücken von der Allgemeinme-
   dizin zur Psychoanalysechosomatik. Springer, Berlin Heidelberg
   New York Tokyo
Weiß G, Pöldinger W (Hrsg) (1988) Abhängigkeit – Betroffene –
   Ärzte im Gespräch. Alkohol-Drogen-Medikamente. Forum Ga-
   lenus Mannheim. PMI Verlag, Frankfurt am Main
Weizsäcker V von et al. (1948) Der Gestaltkreis. G Thieme, Stutt-
   gart [neu in: Weizsäcker V von (1997) Gesammelte Schriften.
   Suhrkamp, Frankfurt am Main]
Zöller B (1994) Begegnungen. Gespräche mit Walter Pöldinger.
   Springer, Wien New York

Einige internationale Ascona-Gespräche

- 1967 Der psychosomatisch Kranke
- 1968 Angoisse et peur
- 1968 Entwicklung und Erziehung
- 1969 Kunst der Begegnung
- 1976 Fallbezogenes Seminar
- 1978 Balint-Gruppe: Konzept und Methode
- 1979 Sprechen und Antworten in der Arzt-Patienten-Beziehung
- 1980 Psychosomatische Symptome in der Beziehung
- 1981 Sprache des Patienten, Sprache des Arztes
- 1982 Patient – Arzt – Familie
- 1988 Gedankenaustausch zu Problemen der Arzt-Patienten-Beziehung
- 1989 Der alternde Mensch und sein Arzt
- 1990 Der chronisch Kranke als Herausforderung
- 1991 Therapie in der kurzen Begegnung – Flash als Interaktions-Phänomen
- 1992 Die Beziehung zum depressiven Patienten in der Therapie
- 1993 Der alternde Mensch und sein Umfeld
- 1994 Kunst und Therapie – Wege zur Gesundheit am Monte Verità
- 1995 Die Kunst der Begegnung
- 1996 Der depressive Patient und seine Behandlung
- 1997 Stress als Herausforderung
- 1998 Psychosomatik und Balintarbeit